JN288211

顔をみれば

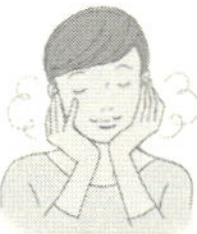

隠れた不調を
自分でチェック
できる本

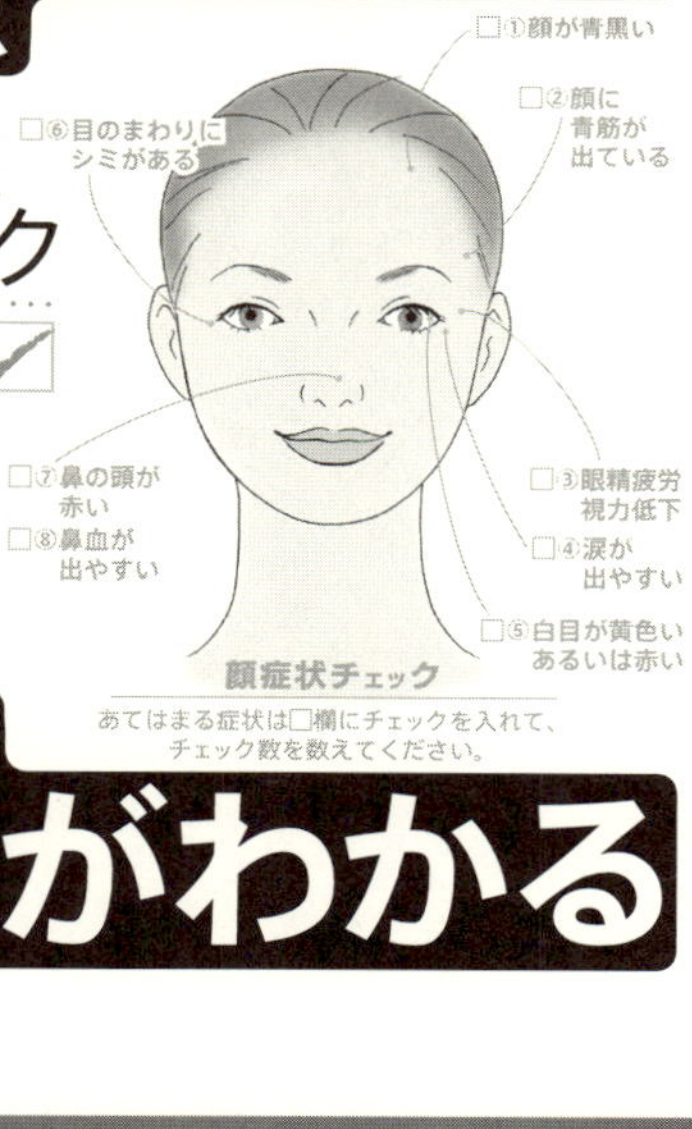

□①顔が青黒い
□②顔に青筋が出ている
□⑥目のまわりにシミがある
□⑦鼻の頭が赤い
□⑧鼻血が出やすい
□③眼精疲労 視力低下
□④涙が出やすい
□⑤白目が黄色い あるいは赤い
顔症状チェック
あてはまる症状は□欄にチェックを入れて、
チェック数を数えてください。

Ikoshi Yasunari
猪越恭也

病気がわかる

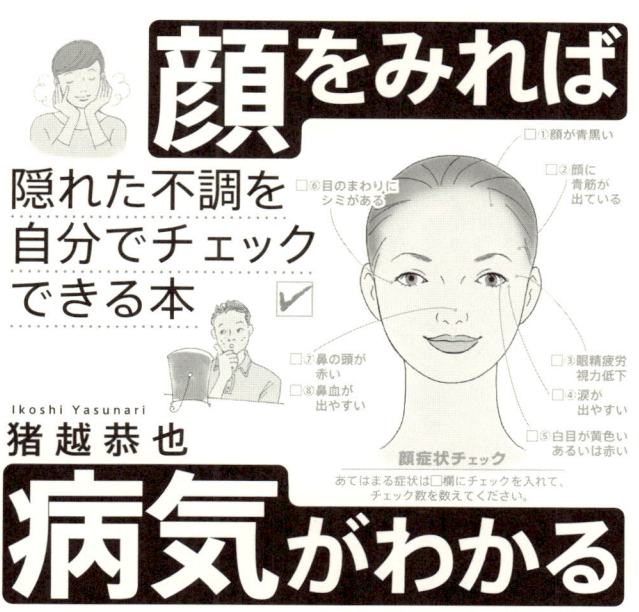

草思社

本文デザイン●西澤幸恵（Push－up）　カバー・本文イラスト●池田須香子

本書に紹介されている漢方薬等についての質問・お問い合わせは
日本中医薬研究会事務局●電話＝03（3273）8891
受付時間＝月～金（平日）／午前9時～12時・午後1時～5時

はじめに

この本は「なぜ、顔には吹き出物ができるのだろう？　なぜ顔の色は変わるのだろう」という編集者の質問が端緒となって生まれ、編集スタッフの疑問に私が一つひとつ答えていくかたちで制作がすすめられました。

私はこの道四十年、多くの日々を顔や舌の観察に過ごしてきました。本書では、顔の観察を通して健康状態を知る方法をお伝えしています。その方法は中国医学の経験則にしたがって、西洋医学的な解釈を付け加えたものです。ただし、顔とからだの関係は、医学的にまだ完全に解明されていない部分もあります。顔にあらわれる症状の中には、現在のところ、あくまで経験則でしか説明のつかないものもあり、そこは今後の医学的な解明が待たれるところであります。

あまり、人の顔をジロジロと見るのはよくありませんが、ご自分の顔なら問題はありません。さっそくこの本を手に顔チェックをはじめてみてください。現在のあなたの健康状態を知るのにおおいに役立つことでしょう。

二〇〇四年六月　　猪越　恭也

もくじ

第1章 毎日の顔チェックで、自分のからだを知る

鼻 からだの空気清浄フィルター 60

ほお 血行と呼吸器の状態がひと目でわかる 68

第2章　顔の症状でわかるからだの不調

皮膚 トラブルのメカニズム

第3章 顔とからだの相関関係を解き明かす

第4章 内臓タイプごとの顔チェック

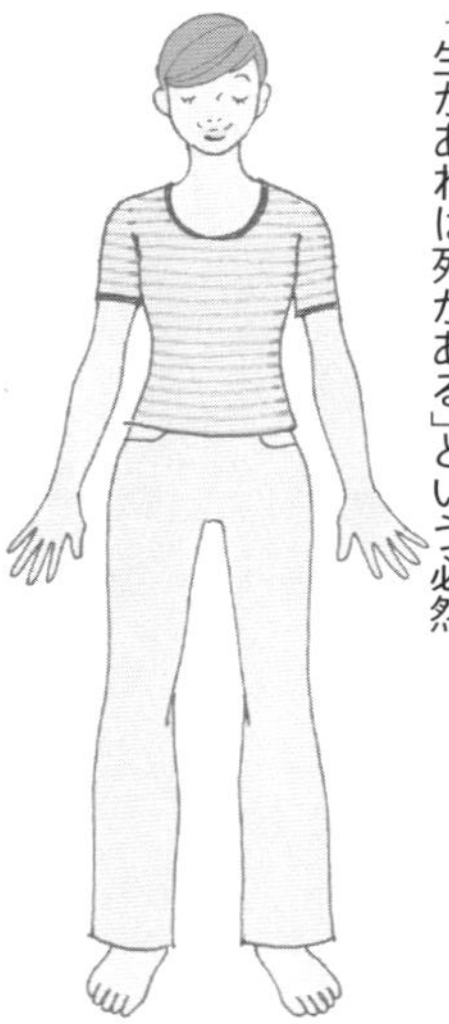

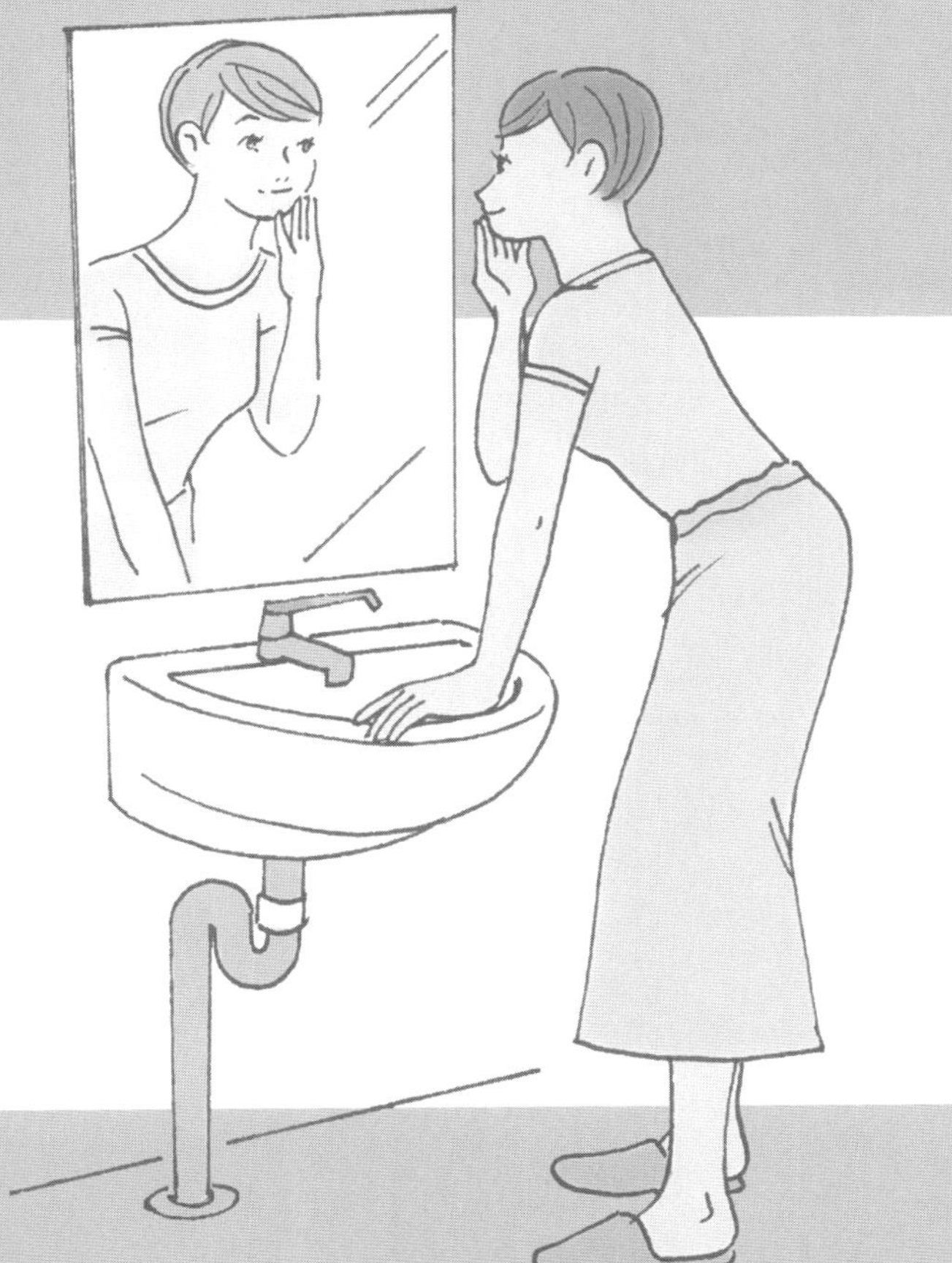

第1章

毎日の顔チェックで、自分のからだを知る

顔からわかる自分自身

「40歳を過ぎたら顔に責任をもて」とよくいいますが、これは間違いです。正しくは「20歳を過ぎたら顔に責任をもて」というべきでしょう。

私たちは相手の顔を見ただけで無意識のうちに、その人となりを判断しています。

子どものときは、誰もがかわいらしい顔をしています。20代もなかばを過ぎると、その後の生活環境や自我の成長で、その人独特の顔をつくりあげていきます。今度は「からだの健康状態」が如実にあらわれてきます。もって生まれた体質や、からだに蓄積された内臓の不調が、いよいよクッキリと顔に浮かびあがってくるのです。

どんなにきれいな顔立ちをしていても、不摂生を続けていれば、目のまわりが黒ずんだり、髪がパサつき荒れてきます。こうなると、美しさよりも、すさんだ雰囲気が先行して人の印象に残ります。

それは、けっしてあてずっぽうの印象ではありません。私たちは、「顔を見る」ことで、本能的に、その人の精神状態から健康状態、生活まで感じとっているのです。

顔は「からだ」を映し出す鏡

顔が人に与える印象についてお話をしましたが、顔は他人のためだけにあるものではありません。むしろ「自分のため」にあるものだといえます。

毎朝、顔を洗って、鏡で自分の顔を見るでしょう。

その日によって感じる印象はちがってくると思います。自分の顔をきれいだと感じる日があったかと思えば、とんでもなくひどい顔をしていると思う日もあります。

それは、クジを引くようにたまたま巡ってくるのではなく、からだの状態が「ある法則」にのっとって、あらわれているにすぎないのです。

たとえば、朝起きたら顔に吹き出物ができていた――考えられるおもな原因は、からだに「よぶんな熱」があることです。よぶんな熱とは、栄養のとりすぎによるエネルギー過剰、あるいは胃炎のようにからだのどこかに生じる炎症が原因で発生します。

では、なぜ吹き出物の多くは、顔に出るのでしょうか。おかしなたとえですが、思春期に顔じゅうにニキビができる人がいれば、腕にできる人がいてもいいと思いませんか。

しかし、ニキビや吹き出物の多くは、からだの上部、とくに顔に出ます。

その理由は「熱は上にのぼる」という自然の法則を考えれば、おのずとわかります。お風呂を追い焚きすると、上は熱くなり、下は冷たくなります。人間のからだも同様で、内臓不調や栄養のとりすぎで発生した熱が上部にのぼり吹き出しているのです。

さらに、私たちは、吹き出物が出る位置によって「内臓のどこに熱がこもっているか」を知ることもできます。

たとえば、口のまわりにできる吹き出物は、胃に炎症が起きていることを示しています。口は胃と地続きで、胃腸の一部をなしています。胃炎で生じた熱が、からだの上部にのぼり、吹き出物という炎症を起こしている状態なのです。

こうしたからだの法則に早くから気づき、ぼう大なデータを集め分析して築きあげられたのが中国医学です。現在、治療の現場においても、こうした顔のデータはおおいに生かされており、西洋医学においても裏づけられつつあります。本書では、中国医学の顔理論を中心に、西洋医学の人体メカニズムをおりまぜながら、顔症状からわかるからだの状態と、そのしくみをわかりやすく説明していきます。

顔チェックとは「五臓」を知ること

健康を保つうえで重要なのは、「五臓《ごぞう》が健全に働いている」ことです。

五臓とは、中国医学でいう「肝《かん》・心《しん》・脾《ひ》・肺《はい》・腎《じん》」で、いわゆる「肝臓・心臓・脾臓・肺・腎臓」と近いものですが、より広い概念をもつと考えてください。西洋医学は内臓を解剖学的に分類しますが、中国医学は「生理機能」から五臓を分けているからです。

「肝」とは、西洋医学でいう肝臓とほぼ一致するもので、血液の貯蔵や再生、からだの生理機能などをつかさどります。

「心」は、全身のポンプとしての心臓と「こころ」、つまり脳の動きを含みます。

「脾」は、その働きからすると、現代でいうところの胃腸があてはまります。（本書ではわかりやすいよう、脾を「胃腸」としてあつかいます）

「肺」は、肺以外にも、鼻やノド、気管支、さらには皮膚を含んでいます。

「腎」は、水分代謝の腎臓と、生命を司る生殖器、ホルモン、骨、免疫系を含みます。

この五臓が中心となって、私たちのからだは生命活動をおこなっているのです。

自分なりの健康法を獲得しよう

人間は皆、五臓をもち、血液があって、皮膚があって……というように、同じようなからだをもち、同じような働きをもっています。しかし、それぞれが抱えるからだの状態や悩みはちがうはずです。たとえば、冷えやすく汗をほとんどかかないという人がいれば、いつもカッカとしていて汗がたくさん出るという人もいます。

それは、からだを構成する血液や水分、エネルギーなどの量や質のバランスが、人それぞれちがうからです。ですから、十把《じっぱ》ひとからげに、水をたくさん飲めば健康になるとか、からだを温めればいい、いや冷やせばいいなどと言うことはできません。

バランスを正していくのは、個々の体質ごとに考えなくてはならないのです。

そこで、顔チェックは、自分のからだでなにが起きているか自覚するとともに、自分のからだに合った対処法を見つける有効なヒントになるのです。

たとえば、顔がいつも赤くなるという顔症状があるとします。それは、全体的に赤くなっているのでしょうか。ほおや唇など部分的に赤みが差している状態でしょうか。

「顔全体が赤くなる」のは、カゼなどでなければ、エネルギーが過剰で熱が発生していたり、心臓機能のトラブルで熱が偏っているなどの原因が考えられます。

人間のからだは〝水冷式〟の構造になっています。食べ物から発生させたエネルギー（熱）を体内の水分で冷やして、36℃前後ほどの体温を保っているのです。

エネルギー過剰が原因で熱が生じている場合は、水分が蒸発するペースが速いので、水を多めにとることで、ある程度バランスを取り戻すことができます。

一方、「ほおや唇など部分的に赤くなり、微熱っぽい」のはからだが消耗していることを意味します。この場合、エネルギーと水分調節をつかさどる五臓の「腎」の機能が低下し、水分が足りないために体温を下げられずに、微熱を帯びている状態です。こんなときは、からだが弱っているため、大量に水を飲んでも受けつけません。無理して飲んだところで、食欲がなくなってしまったり、下痢ぎみになってしまいます。

このように、顔症状や自覚症状を丹念にチェックするだけで体温計や検査の数値だけではわかりえない、からだのバランスのくずれやその調整法を知ることができるのです。「自分の顔を知る」ことは、すなわち自分のからだを知り、自分なりのコントロール法を見つけることにつながるのです。

目

血液と精神の状態がわかる

EYE

①目のまわりのトラブル

まぶたがむくむ
目の下のクマ
目の下のシワ
目のくぼみ
まぶたの裏側が白っぽい
まぶたの黄白色の小さな盛り上がり

②目のトラブル

白目が黄色い
白目が赤い
ものもらい

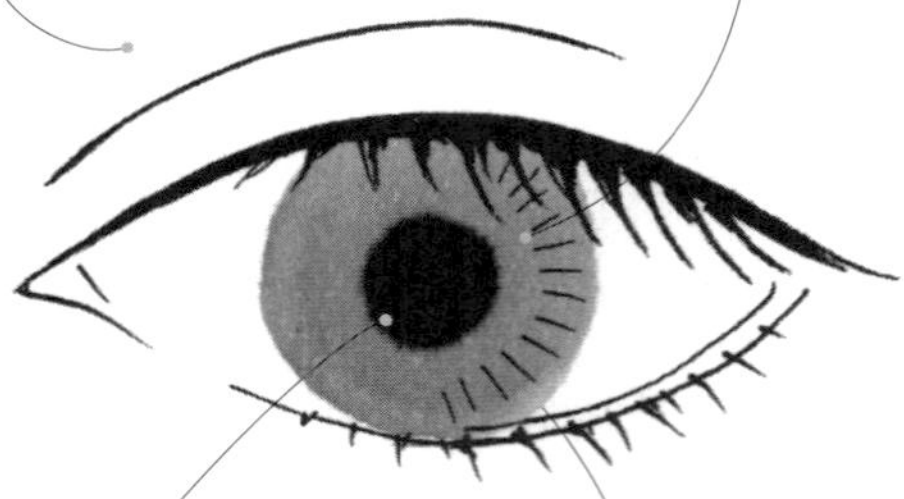

③目機能のトラブル

目が疲れやすい
薄目を開けて寝る

④目の分泌物

「めやに」が出る
目が乾く
涙がやたら出る

顔（頭部）でもっともよく働き、エネルギーを大量に消費する器官はどこでしょう。それは脳と、その一部であるとされる「目」です。

人間は目、耳、鼻、口の感覚器官を駆使して、外界からさまざまな情報を受け取っています。このうち、じつに8割は、目がキャッチしている情報で占めるといいます。

血液の質・量が落ちると、目はその働きを十分に発揮できなくなります。このため、目には酸素や栄養をとどけ、老廃物を運ぶための毛細血管が、びっしりと張りめぐらされているのです。

さて、その重要な血液はどこからくるかといえば、肝臓によってもたらされます。

肝臓は「血の貯蔵庫」といわれるように、からだじゅうから集まった血液の老廃物を分解・解毒して、血液を浄化し、きれいになった血液に栄養を与える働きがあります。

これらの働きが損なわれたとき、目の栄養状態が悪くなり、目の疲れ、かすみ、ぼやけ、視力低下、ドライアイなどの症状があらわれます。さらに続けば、目のまわりのクマやくすみ、シワなどの顔面の症状が出てきます。

目にトラブルを感じたら、たとえ血液検査のデータが正常であっても、「肝臓に要注意」と考えて、養生しなければなりません。

① 目のまわりのトラブル

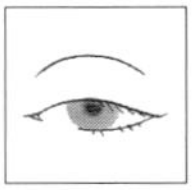

まぶたがむくむ――内臓機能低下で水分が〝もたつく〟

寝る前に水分をとりすぎたわけではないのに、朝起きたらまぶたがむくんでいるのは、からだの「水分のめぐり」がうまくいっていない証拠です。

水分代謝の不調の原因はいろいろあります。たとえば、腎臓の働きが弱まっている、胃腸が弱い、心臓が悪いなどが考えられます。どこに原因があるかは、全身の症状とも合わせて判定します。

まぶたのむくみとともに、疲れやすい、足腰がだるい、口が乾く、尿の出が悪い、あるいは尿が近いなどの症状があるようなら、腎臓がおとろえていることが考えられます。

腎臓が元気なら、よけいな水分は尿として排出され、足りないときは脳に伝えて水分摂取をうながすという一連の働きが、スムーズにおこなわれます。

ところが腎臓が疲れると、よけいな水分をうまく外に出せなくなります。そのため、からだに水をためこんでしまい、「むくみ」という顔症状となってあらわれるのです。

急性腎炎などでは、まずはじめに「顔がむくむ」という症状があらわれます。むくみの症状があるからといって、すぐさま腎臓病を心配する必要はありませんが、腎臓が弱っている状態にあることはたしかです。

また、胃腸の障害でも、まぶたや全身がむくむことがあります。胃腸はからだの「吸収器官」。食物の栄養分を吸収すると同時に、水分を取り込み、めぐらせる働きがあります。胃腸が悪いと、胃袋や腸管に水が停滞してしまうため、全身の水分量が増えるのです。

大便がやわらかい、下痢をしやすい、お腹がチャプチャプ・グルグルと鳴る、食欲不振、吐気などの症状をともなうなら、胃腸の不調からくるむくみです。ただし、自分では、はっきりとした胃腸の自覚症状を感じないこともあります。

心機能の低下が原因となるケースもあります。心臓は「循環」の器官です。拍動を刻むことによって、血液を送り出し、全身をかけめぐらせます。つまり、心臓は全身の血液をぐるぐるとかき混ぜているのです。

心臓が弱ると当然、かき混ぜる力が弱くなります。このため、心臓からもっとも遠い足では、とくに血液が停滞してしまいます。

だから、心臓が悪い人は、まず足のむくみから始まるのです。むくみは、徐々にからだの上部に伝わり、顔、まぶたにまでおよびます。

むくみとともに動悸や胸の痛み、左肩の強いコリなどがあるようなら、心臓の不調が疑われます。

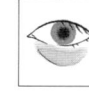

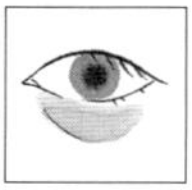

目の下のクマ——血液が汚れると、目のまわりが黒ずむ

目のまわりの黒ずみは、大きく2つの原因が考えられます。

一つは血行障害で、もう一つは、泌尿・生殖器を支配する五臓の腎のおとろえです。

「血行障害」は、肉食のとりすぎや喫煙、夜更かしなどの生活習慣、精神的ストレス、過労、貧血、寒さなどが原因で起こります。

目の下の皮膚は、ほかの部分より薄いため、血液の色をよく反映すると考えられます。また、泌尿・生殖器を支配する腎が弱ると、ホルモンの分泌が悪くなり、目の下にクマをつくるだけでなく、皮膚が全体に黒ずむ傾向もあります。

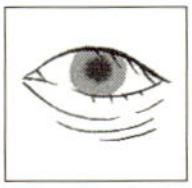

目の下のシワ――老化現象の一つ

目の下がぷっくりと大きく膨らみ、その下に縁取りのように薄いシワが入っている人がいます。これは、下まぶたが加齢によってたるむためで、比較的、年を重ねた人に出やすい顔症状です。

年をとると、全体的に皮膚が乾燥してシワができやすくなるため、たるんだ部分とそうでない部分の境目に段差ができ、くっきりとシワが刻まれてしまうのです。

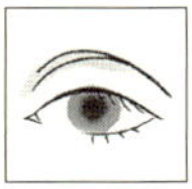

目のくぼみ――からだの消耗を象徴する

元気のよい子どもや若者は、目がくぼむことはありません。目のくぼみは、疲労が蓄積した顔の症状です。

目のくぼみが中高年に多く見られるのは、年をとればとるほど、からだの水分量が少なくなっていくため。乳幼児期にはからだの80%をも占めていた水分は、成人期には

65%程度、高齢になると50%にまで減少してしまいます。人にもよりますが、目がくぼむのは、だいたい40代以降です。

目のくぼみは、「からだの消耗」を象徴する現象の一つなのです。

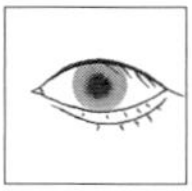

まぶたの裏側が白っぽい——貧血の代表的な症状

下まぶたをめくって鏡で見てください。粘膜に無数の毛細血管が走っています。

全体の印象として、血管があまり見えず白っぽいと感じるなら、あなたは貧血の傾向があります。血液量が不足しているため、血管を通る血液量が少ないのです。

貧血を起こしてフラフラになっているときは、この部分は真っ白になっています。逆に赤みのあるときは、十分に血液があることを示しています。

貧血は、はっきりと自覚症状を感じるときには、かなり重くなっています。血が足りない状態にからだが慣らされてしまっているため、気づきにくいのです。女性は月経があるので、貧血になりやすい傾向にあります。ときどきまぶたをめくってチェックしてみましょう。中国医学では、血液検査の数値に関係なく、立ちくらみやめまい、軽い運動で動悸《どうき》や息切れがしたり、肌がカサつく、脱毛、爪がもろいなどの症状が出たら貧血とみなして治療の対象とします。

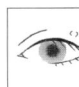

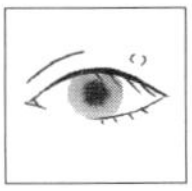

まぶたの黄白色の小さな盛り上がり——コレステロール過剰

まぶたに、小さい黄白色の皮膚の盛り上がりが出ることがあります。痛みはまったくありません。これは脂肪のかたまりで、比較的皮膚のやわらかい部位に出てきます。コレステロールとりすぎのシグナルと考えて、食生活を見直しましょう。

②目のトラブル

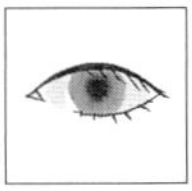

白目が黄色い——肝臓・胆嚢のトラブル信号

血液の中に胆汁が多く流出しているために、白目が黄色くなります。同時に、鼻のまわりなども黄色みを帯びてきます。これは「黄疸」です。

胆汁は黄緑色の液体で、脂肪を分解する作用があり、肝細胞から分泌されて胆嚢に貯蔵されます。

胆嚢や肝臓の働きがうまくいかず胆汁がとどこおったり、肝臓から胆管を経て胆嚢に送る際に漏れてしまうと、血液に胆汁が入り込み、白目や皮膚の「黄疸」となってあらわれます。

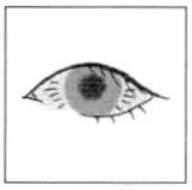

白目が赤い――肝臓が緊張し、血管が拡がっている

目が血走ったように充血しているのは、目の疲労、もしくは、精神的なストレスが高まっていると考えましょう。

疲労からくる充血は「血行障害」が原因です。

目の使いすぎで器官が疲労し、血液がうまく循環できなくなっています。目を休めて、首や肩をまわす運動をして周辺の血行をよくすれば改善できます。また、ビタミンCは血行改善の効果があるので、首筋や肩にビタミンC入りのボディローションをすり込むとラクになります。

とくに目を酷使したわけでもないのに目が充血しているのは「肝のトラブル」。

精神的ストレスが過剰になると、ストレスを受けとめる臓器である肝が緊張して、熱をもって目の毛細血管が拡張してきます。イライラして怒りっぽかったり、緊張しやすいなどの不調があるはずです。

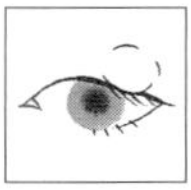

ものもらい——からだの抵抗力の低下をあらわす

ものもらいになりやすい人は、からだの抵抗力が落ちています。まつ毛の根元から容易に細菌が侵入して、炎症を起こすのです。

ものもらいを繰り返し発症する人がいますが、こうした人は長期にわたって体力の低下が続いている状態。発症してしまったときは、抗生物質を使わなくてはならないこともあります。からだを休め、栄養を十分にとり、再発を防ぐことも大切です。補中益気《ほちゅうえっき》湯《とう》などの漢方薬は抵抗力を高めるのに役立ちます。

まぶたは胃腸の働きと関連の深い部位なので、胃腸の弱い人も、ものもらいにかかりやすい傾向があります。

③目機能のトラブル

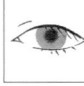

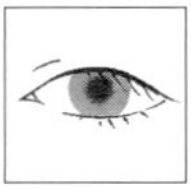

目が疲れやすい——肝臓機能の低下

睡眠不足の日は、まずいちばんに目がショボショボと疲れやすくなります。

夜の睡眠中に、肝臓は血液を浄化し、栄養を与え、翌日に備えます。睡眠が足りないと、肝臓が血液を養う作業を十分にできないので、目に供給する血液が不足して、目が疲れやすくなるのです。

中国医学では、目は肝臓によって養われていると考えています。すぐ目が疲れたり、視界がかすんだりするのは、肝臓が弱っていることを示しているのです。

西洋医学の領域でも、肝臓の病気になると、目が疲れ、視力が低下するなどの症状が起こることはよく知られています。

精密検査で、肝臓の異常を示す数値が出るのは、肝細胞の破壊がはじまってから。検査で肝臓が正常といわれても、目の疲れが気になる人は、肝臓をいたわってください。

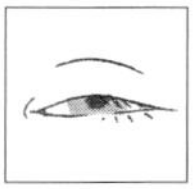

薄目を開けて寝る――胃腸虚弱で、全身の筋肉が弱まっている

ときどき、電車などで薄目を開けて寝ている人がいます。

まぶたを閉じたり開いたりするのは、眼輪筋《がんりんきん》というまぶたの筋肉の働きです。この筋肉の力が弱いために、わずかに開いてしまうのです。

こうした人は、おおむね胃腸虚弱の傾向があります。まぶたのみならず、全身の筋肉の発育が悪いのです。栄養の吸収が悪いので、同時に、貧血であることも少なくありません。

④目の分泌物

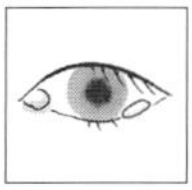

「めやに」が出る――黄色い「めやに」は「膿」

「めやに」は、涙が乾燥して固まったもので、目の生理現象の一つです。

しかし、まぶたが開かないぐらい「めやに」が出る場合は、目にウイルスや細菌が侵入している可能性大です。

涙に含まれる白血球と細菌が戦い、その死骸が「めやに」となるわけです。

黄色い「めやに」は、細菌などと戦った白血球の残骸が多く含まれた、一種の〝膿〟のようなもの。

「めやに」の異常分泌が続く場合は、結膜炎やトラコーマなど目の感染症にかかっていることが考えられます。一度、眼科で診てもらいましょう。

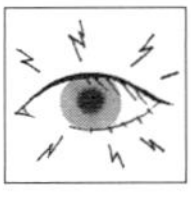

目が乾く——目の病気を引き起こす

眼球が乾いてショボショボする、目がヒリヒリする——いわゆる「ドライアイ」は、本来、からだの水分が減少している高齢者に多く見られる疾病です。

最近では、若い人のあいだでドライアイ症状に悩まされる人が急増しています。

直接的な原因は、テレビやパソコンの使いすぎ、長時間にわたる車の運転などで、まばたきの回数が減っているため。

また、睡眠不足、過労、ストレスなどで血行が悪くなっているときも、目が乾燥ぎみになります。

「涙」は、ゴミや老廃物を洗い流し、細菌をやっつけて、目に酸素や栄養を運ぶという重要な役割を果たしています。目が正常に機能するためには、涙の存在が不可欠なのです。

眼球をおおう涙は、おもに3つの成分からなっています。その成分とは、油分、タンパク質などの栄養素、酸素。

涙が不足するドライアイは、これらの成分が十分でないため、感染症にかかりやすくなったり、ちょっとゴミが入っただけで痛んだりして、角膜にキズをつける危険性が高いのです。

デスクワークの際は、30分に1度は目を休める、意識的にまばたきをするようにするなどを心がけるだけでも、涙の分泌量はずいぶんとちがってきます。

中国医学では、肝をおぎなって目に栄養を与え、腎を強めてからだにうるおいを与える漢方薬、杞菊地黄丸《こぎくじおうがん》などで治します。この処方は視力の低下を防ぎます。

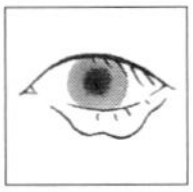

涙がやたら出る——肝臓が弱ってくると、涙が出やすくなる

涙には、潤滑油としての働きがあります。まばたきをするたびに、ごく少量の涙が分泌され、それによってまぶたや眼球の動きをスムーズにしています。

しかし、風に当たったぐらいで涙がポロポロ出たり、普通にしていても涙が出てくるのは、ちょっと過剰。涙が出すぎるときは、肝が弱っていることが考えられます。

目は肝臓によって支えられています。肝臓が十分に目を養うことができなくなると、目の生理機能のコントロールが狂ってくるのです。

もっとも、年をとると涙もろくなるのは、人の情に弱くなるからでしょう。

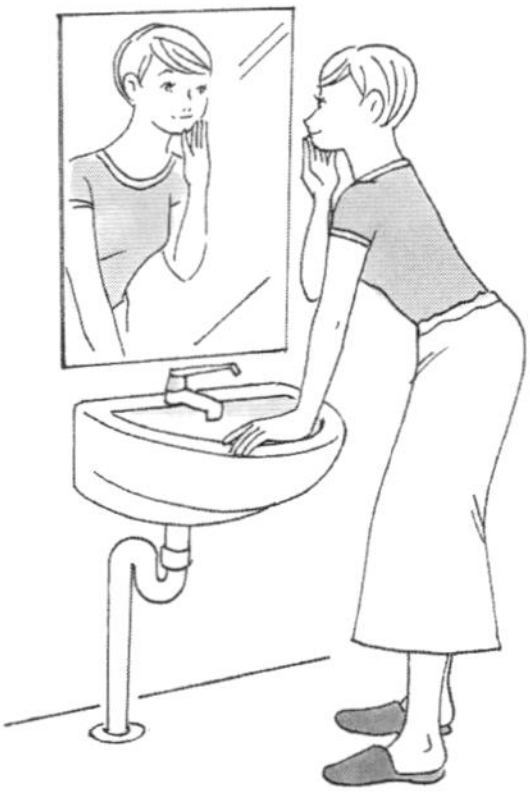

心とからだが元気なら、目に力が宿る

目は、顔診断による健康チェックの重要なポイントになります。

朝、起きて鏡を見たとき、ぱっちりと目が開き、目に力があるなら、心身ともに元気な証拠です。どこかに痛みを抱えていたり、疲労しているときは、まぶたが重たく感じられて、半開きに近い状態になります。

目のトラブルの有無だけでなく、「目の表情」もチェックしてみてください。「目は口ほどにモノをいう」と言うように、目にはからだのみならず、精神状態もあらわれます。

脳は胎児期にまっさきに形成される器官の一つですが、まずこの脳ができて、その一部分がくびれて目が形成されます。このため、目は脳と密接な関係にあり、精神活動をよく映し出しているのです。

睡眠剤や抗うつ剤など脳に直接作用する薬を長く服用している人は、目がうつろで、表情も乏しく能面のようになります。これは治療の場でも経験するところです。

口

消化器官のスポークスマン

MOUTH

①口のまわり

口角が切れる
口のまわりに吹き出物
唇がガサガサ
唇が白っぽい
唇が赤い

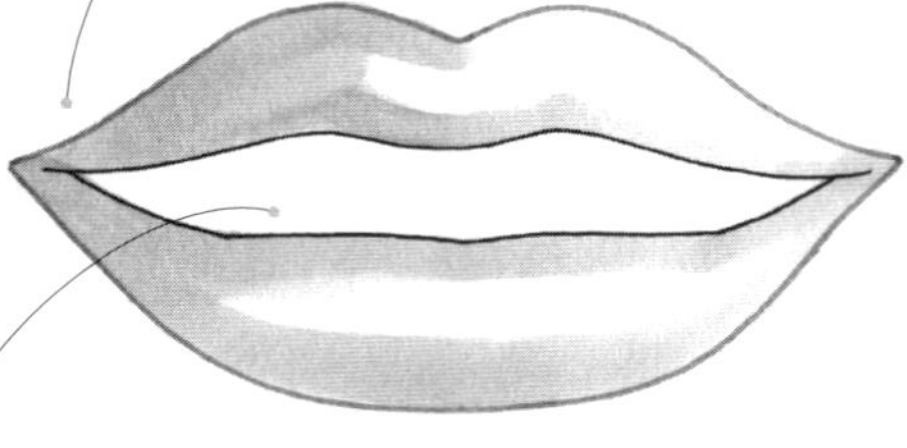

②口腔内の症状・分泌物

口内炎
口が臭い
口が乾いてベタベタする
朝起きると唾液がたくさん出ている

口は、食べたり飲んだり、話したり、息を吐き出したりと、1日じゅう忙しく働いています。

中国医学的にいえば、口は「消化器」そのもの。口呼吸は、鼻の働きをちょっとだけ手助けするにすぎません。

消化・吸収は、食べ物を口に入れた瞬間から、すでに始まっています。

食べ物をよく噛み砕き、唾液を十分に混ぜる――この作業をしっかりおこなえば、胃腸の受け入れ準備も整い、効率よく栄養を吸収することができます。

胃腸の弱い人は、まず「徹底的に噛む」ことを心がけてみてください。たったそれだけのことで、胃腸病を克服できることも多いのです。

口と胃腸は、ひとつづきの器官なので、胃腸に炎症が起これば、口にも炎症が起きます。胃がただれれば、口にもただれが起きたり、歯肉が腫れたり口角が切れたりします。

口・唇・舌は、顔の中ではもっともダイレクトに、消化器官の状態を反映している部位です。

胃腸の内部はそう簡単にのぞくことはできませんが、口を見れば、胃内部で起こっていることをかなり正確に知ることができるのです。

①口のまわり

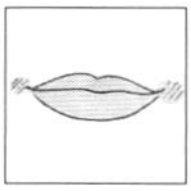

口角が切れる――胃が荒れてニセの食欲が起こる

上唇と下唇のつなぎ目を「口角」といいます。ここがヒリヒリしたり、赤くなったり、ただれて切れているときは、胃炎が疑われます。

口角炎ができたときは、食生活を振り返れば、心当たりがあるはずです。しっかり噛まずにかき込むように食事をとったり、食べすぎやストレスによって胃壁が荒れているときに口角炎は起こります。口角がヒリヒリしてきたら、胃の粘膜も疲労でただれています。時には、熱をもって赤くただれていることもあります。

こんなときは過食を避け、胃をいたわるのが常識――ですが、胃炎は食欲を異常に高ぶらせる傾向があり、食べても食べても空腹を覚えることがあります。これは、いわばニセの食欲です。口角にはっきりと胃の不調シグナルが出ているのですから、だまされずに意識的に食欲をセーブし、消化のよいものを選び、よく噛んで食べましょう。

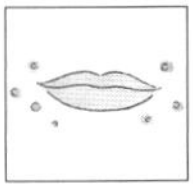

口のまわりに吹き出物——口を見れば「胃腸の強さ」がわかる

口やあごに吹き出物や湿疹が出やすい人は、多くの場合、胃腸が虚弱です。

口のまわりに吹き出物ができているということは、胃腸の粘膜でも炎症が起こっていると考えられます。胃の熱がそのまま上がってきたと考えれば、わかりやすいでしょう。

ちなみに、口の大きさは、胃腸の力とある程度、比例しているようです。遺伝的な要素もあるので一概にはいえませんが、口が大きい人は胃腸がしっかりしていて、小さな人は胃腸が弱く、食が細い傾向があります。

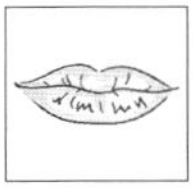

唇がガサガサ——体温の上昇が「乾燥」を呼ぶ

唇は、からだの外に露出した〝粘膜〟です。

粘膜が皮膚と大きく異なる点は、「汗腺がない」ことです。粘膜は皮膚とちがって、みずから皮脂を出して油膜で水分蒸発を防いだり、汗をかくことで温度調節をすることはできません。

「粘膜」はその名のとおり、「粘液」によってうるおされている部分です。口の粘膜は唾液によって湿らされ、唇もその影響を受けています。

唇の粘膜がうるおいを失うと、唇が乾燥してカサカサになり、皮が剝けることがあります。また、抵抗力が弱り、ウイルスや細菌が侵入しやすくなります。

唇が乾いているときは、体温が高めになっていることが多いようです。風邪などの感染症で高い熱が出たときはもちろんですが、内臓の病気などによって、ほとんど自覚のない程度の体温上昇が起こっていることもあります。

たとえば、糖尿病などでも体温が上がり、唇の乾燥や口の渇きが強くあらわれます。慢性的に胃炎があり、胃に熱をもっているときも、口の中の唾液が減り、唇が乾きます。また、加齢や疲労などによって、からだ全体の体液が減少すると、口腔や唇も乾燥してきます。この場合、午後になると微熱っぽくなったり、手足のほてりやのぼせをともなうことが多くあります。

人間のからだは水冷式のエンジンのようなものです。食べ物をエネルギー源にしてエンジンの熱を発生させる一方、ラジエーターの水で冷やしながら、適度な体温を保っています。ラジエーターの水にあたるのが、からだの半分以上を占める「体液」です。からだの不調でこの体液が不足したり、よけいな熱が発生すると、ほてりや炎症、乾燥などの不調が出てくるのです。

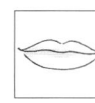

唇が白っぽい――血液が足りない状態

唇の色が赤いのは、なぜ？　それは唇は粘膜の一部で、表皮が薄いため、血液の色をよく映し出しているからです。下まぶたの裏、口の中の粘膜を見ればわかるように、ほとんどの粘膜は赤色をしています。

したがって、唇の赤みが消えているときは、血液の赤みが薄いわけで、血色素が足りないことを示しています。唇が白っぽいのは、つまり貧血のあらわれなのです。

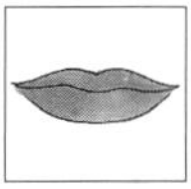

唇が赤い――よけいな熱がこもっている

唇が赤いのは健康の証拠ですが、まるで口紅を塗ったかのように赤々としているのは、逆に不健康のあらわれといっていいでしょう。

　赤い色は、熱を意味しますが、中国医学では熱を「虚熱《きょねつ》」と「実熱《じつねつ》」の2つに分けて考えます。

「虚熱」とは、疲労や老化で消耗して体内の水分が減るために、体温が高くなっている状態です。からだが弱っているため、顔全体を真っ赤にするほどの勢いがなく、ほおや唇、舌など局所的に赤くなります。口が乾くが大量の水は飲めない、手足がほてる、疲労感などの症状がともないます。体温計で計っても、三十七度を超えることは稀です。

「実熱」は高熱になり、唇だけでなく顔全体も真っ赤になります。エネルギーの過剰、あるいは感染症を起こしているときにあらわれます。

②口腔内の症状・分泌物

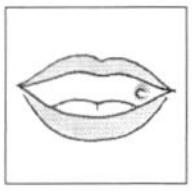

口内炎――抵抗力が落ちている証拠

口内炎は、全身の抵抗力が落ちていることを意味します。

口の中は、雑菌でいっぱいです。粘膜は皮膚と比べると、表皮が薄く、ウイルスや細菌が侵入しやすい構造になっています。

このため、からだの抵抗力が落ちると、細菌感染を起こしやすくなり、口内炎ができるのです。

また、口は消化器官の一部で、胃腸と密接なつながりがあります。食べすぎやストレスなどで胃腸に炎症がある場合も、口内炎が起こりやすくなります。

コラム うるおす唾液、消化する唾液

唾液には「うるおす唾液」と「消化する唾液」の2種類があります。

「うるおす唾液」は24時間、口の粘膜を湿らせている粘り気のある唾液で、粘膜保護や歯の再石灰化に貢献しています。体内の水分調節をつかさどる腎の働きによって分泌されます。

「消化する唾液」はサラサラとした唾液で、ごはんを食べるときに出るもので、「よだれ」といわれます。消化と抗菌の酵素を多く含み、胃腸（脾・胃）の働きと連動しています。

この2つの唾液を上手に使い分けながら、口内環境は保たれています。バランスがくずれると、ネバネバの唾液になったり、水っぽくなったりします。また、虫歯や口内炎、口臭、消化不良といったトラブルにもつながるのです。

唾液は全身がリラックスしているときは、バランスよく分泌されます。十分な休息や運動を生活に取り入れることが大切です。

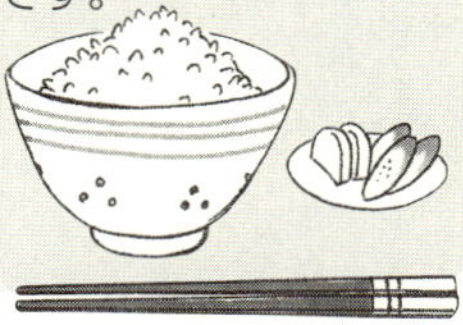

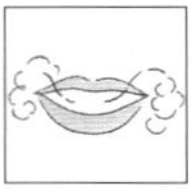

口が臭い——原因は〝腐敗〟にあった！

口臭は、なかなか自分では気づきにくいものです。

すぐできる口臭の自己チェック方法としては、人差し指をくわえて、その臭いを嗅ぐと自分の口の臭いがわかります。口臭のおもな原因は次のとおり。

①胃熱による口臭

胃壁に炎症が起こって、細胞組織の一部が死んでいるために起こります。いわば生肉が腐ったようなものですから、強い悪臭がするのが特徴です。

胃の痛み、食欲の異常亢進、あるいは不振といった症状がともないます。

②消化不良による口臭

胃の働きが鈍くなったり、食べすぎによって消化が追いつかないことが原因です。

これは、食べ物が胃腸に長くとどまったために異常発酵して口臭が生じるもので、胃熱による口臭ほど強い臭いはありませんが、やはり腐敗臭や酸っぱい臭いがすることがあります。その他の症状としては、胃の膨満感、ゲップなどがあります。

③鼻炎からくる口臭

蓄膿症、慢性鼻炎などでは、鼻汁が鼻腔やノドにたまることで口臭が起こります。鼻炎や蓄膿症による口臭は「膿臭」です。症状の悪化とともに臭いが強くなります。鼻炎からくる口臭は、生臭いのが特徴。また、肺の疾患も同様に生臭さが強くなります。

④歯ぐきトラブルからくる口臭

歯肉炎や歯槽膿漏は、歯ぐきと歯根のあいだにスキマができて、そこに嫌気性の細菌が入り繁殖し、炎症を起こしています。歯肉をむしばんでいるので、胃熱と同じように強い腐敗臭がします。中国医学では歯ぐきは、胃に属すと言います。

⑤歯垢による口臭

口内で食べ物のカスが腐敗し、歯垢となって臭うもの。

放置すれば、虫歯や歯周病といったトラブルに発展する可能性もあります。食後のうがいや歯磨きの徹底で解消します。

⑥血液の臭い

ニンニクなど臭いの強い食べ物をとると、その臭気成分が血液に入り、肺から呼気によって排出されます。

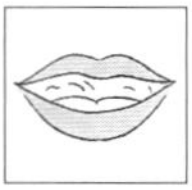

口が乾いてベタベタする——全身の「うるおい」不足

唾液は、成人で1日1リットル以上分泌されています。唾液は口の中をうるおしたり、食べ物を運びやすくするだけでなく、雑菌を殺して口腔内を清潔に保つ働きがあります。また、唾液には、炭水化物を糖へと分解する働きもあります。ごはんをよく噛むと、ほのかな甘みが感じられるのは、口の中で消化がすすみ、糖代謝が起こっているのです。

この唾液が不足すると、口がベタッと貼りついて話しにくい、消化不良が起きる、口の中の雑菌が増えて口臭がするなどの症状があらわれます。

こういうときは、胃の粘膜も十分うるおっていないので、消化能力が落ちています。そのため、お腹が減って食欲はあっても、いざ口に食べ物を運ぶと受けつけません。

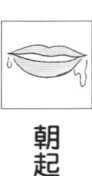

朝起きると唾液がたくさん出ている——胃腸が弱い

唾液が正常に分泌されることは、からだの生理機能を保つうえで重要なことですが、必要以上に多いのは、やはり異常です。

たとえば、寝ているときに枕がぬれるぐらい大量の唾液が出たり、電車でうたた寝をしているときにダラダラと出るのは、唾液が多すぎる傾向にあります。

その原因には「胃腸の虚弱」があります。水分を吸収する胃腸の働きが十分でないため、胃や腸に水分が停滞し、それによって唾液が薄まっている状態です。

唾液が多くて水っぽい人は、胃がチャプチャプと鳴ったり、下痢ぎみの傾向にあります。からだの冷えている人に多くみられます。

口は「消化器」の窓

胃の状況は、よく口に反映されます。胃腸が弱ると、口や舌の粘膜にも影響をおよぼし、なにを食べても砂を噛むようで味を感じなくなることがあります。

朝起きて、ご飯がおいしく食べられることが、胃腸が元気な証拠です。

胃の異常は、口のまわりの湿疹、唇や口角の荒れなどの顔の症状となってあらわれます。また、胃の不調は顔色を黄色っぽくすることもあります。（109ページ）

舌

形・大きさ・色・舌苔で体質が一目瞭然

TONGUE

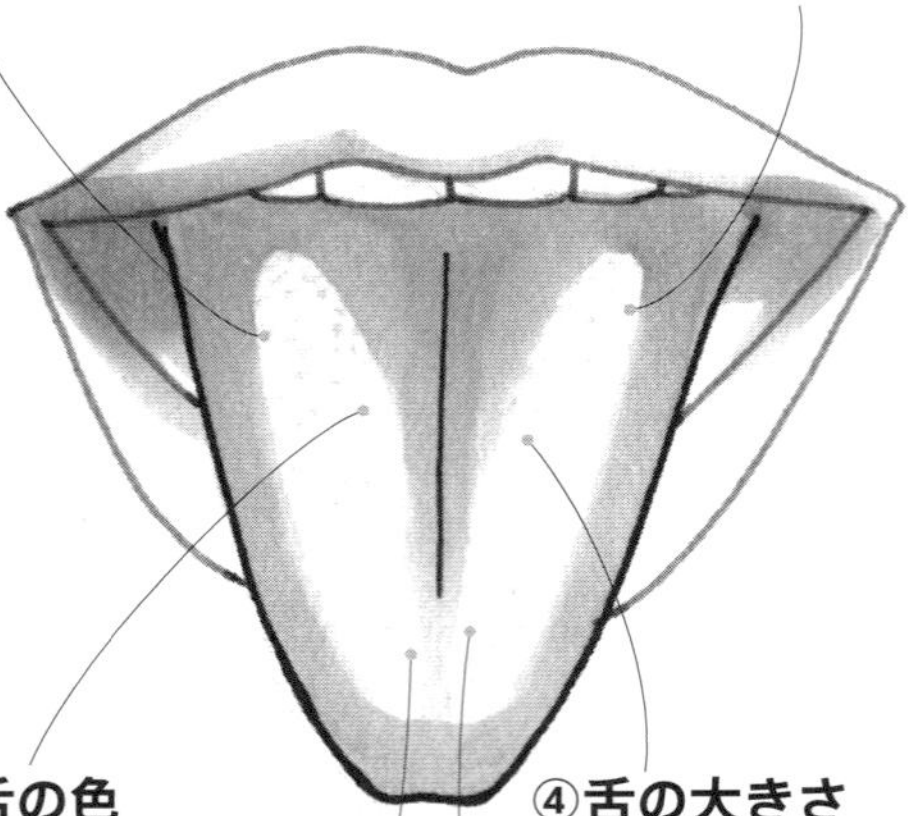
① 舌の形状
舌の周囲に歯型がついている
舌に亀裂が入っている
②舌の動き
舌が曲がっている
舌が震える
③舌の色
舌が赤みを帯びている
舌が白っぽい
舌が紫色を帯びている
舌裏の血管が
黒紫色に膨らんでいる
④舌の大きさ
舌が大きく、厚みがある
舌が小さくて、薄い
⑤舌苔の厚さ
舌の表面が見えないぐらい厚い苔
舌苔が薄く、ほとんどない状態
⑥舌苔の色
舌苔が白い
舌苔が黄色い
舌苔が黒っぽい

ふだん鏡で舌をまじまじとながめる、ということはあまりないでしょう。しかし、じつは舌はからだ情報の宝庫。舌を見るだけで、血液の質や循環から水分や体力の過不足、内臓の状態、はては体格や肉体年齢まで推測することができるのです。

顔には、からだの健康状態を示すさまざまなシグナルがあらわれていますが、とくに舌は、顔の中でもからだの状態がよくあらわれる部位として、ひじょうに重視されています。

たとえば「大きさ」でいえば、たいがい舌が大きくて厚い人は、からだも大きくて肥えており、薄くて小さい人は、やせ型のからだをしています。

また、舌は粘膜におおわれ、血管がたくさん集まっているところなので、からだの表面から血液の状態を知るには、どこよりも適しているのです。

舌をチェックするときは、明るい自然光のもとで観察しましょう。また、飲食物の色が付着していると、正確な色がわからないので、かならず歯磨きやうがいをすませたあとにチェックします。

舌を見るポイントは「形・大きさ・色・舌苔《ぜったい》」です。毎日チェックしていくうちに、舌が体調に合わせて変化しているのを感じとることができるはずです。

① 舌の形状

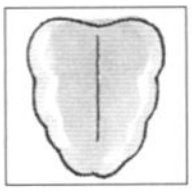

舌の周囲に歯型がついている——水分過剰によるむくみ

健康な人の舌は、周囲がなだらかなカーブを描いています。

周囲がデコボコとして歯型がついているのは、舌がむくんでいる証拠です。むくみで舌が膨張しているため、舌が下あごの歯に押しつけられて歯型がつき、デコボコになるのです。

舌のむくみは、多くは水の入り口である胃腸の虚弱がおもな原因で、ときに水の排出器官である腎臓の虚弱によることもあります。

胃腸の虚弱からくる舌のむくみは、食欲不振、貧血ぎみ、顔色が青白い、あるいは黄色っぽいなどの症状をともないます。

腎臓に原因がある場合は、尿が近い、尿の勢いが弱いなどの排尿異常、顔色が黒っぽいなどの症状があります。

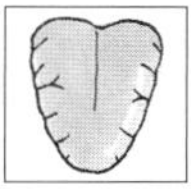

舌に亀裂が入っている——うるおい不足

舌の中心を通る亀裂線を正中線《せいちゅうせん》といいますが、この線は健康な人にも見られます。チェックポイントとなるのは、舌面に見られる正中線以外の「亀裂」の有無。乾燥した地面のひび割れと同じで、舌に亀裂が入っているときは、からだの水分が減少していることを示します。このようなときは、唾液が少なく口の中も乾いています。

年をとると、からだの水分が減少するため、亀裂が入ります。若い人で亀裂が生じているのは、虚弱体質や心身の過労による消耗が起きていることを示します。

②舌の動き

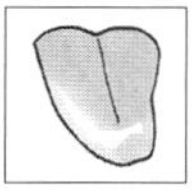

舌が曲がっている——脳血管障害のシグナル

あかんべえをするように舌を前に突き出してみてください。自分ではまっすぐに出しているつもりでも、左右どちらかに曲がってしまうのは、脳梗塞や脳溢血など脳の血管性の病気を起こしたことがある人に見られる症状です。

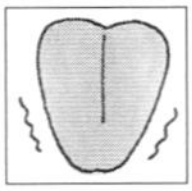

舌が震える――からだが衰弱している

舌を出したとき、細かく震えるのは、体力が落ちている兆候です。おもに貧血状態にあるときに起こる症状です。精神が緊張ぎみのときにもあらわれます。

③ 舌の色

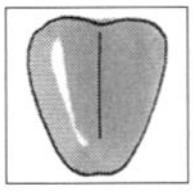

舌が赤みを帯びている――体温の上昇傾向

健康な人の舌はきれいなピンク色をしています。舌全体に赤みがあるのは、からだに熱がこもり、水分が不足している状態。のぼせ感や熱感といった症状をともないます。熱が「実熱」か、「虚熱」かによって、舌の状態が異なります。エネルギーの過剰による心の興奮、肺の感染症からくる実熱では、舌先端の赤みがとくに濃くなります。からだが衰弱して起こる虚熱では、舌苔が少ないか、ほとんどない状態になります。

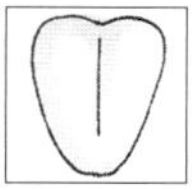

舌が白っぽい――虚弱体質

舌の色は、血液の色を反映しています。白っぽいのは血液が不足しているため。つまり、貧血傾向にあります。ほかに疲れやすい、立ちくらみや動悸、息切れがするなどの症状があります。

また、からだが冷えているときも、血液のめぐりが悪くなり、白っぽくなります。血の気のない白い舌は、顔に赤みがなく、虚弱な人にあらわれやすい舌症状です。

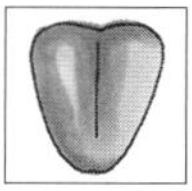

舌が紫色を帯びている――血液ドロドロのシグナル

血液が老廃物で汚れていたり、体内の水分不足、高脂血症などによって、血液の粘度が上がり、血行不良を起こしている状態です。血液の黒ずみが、血の赤色と混じり、紫色に見えるのです。このようなとき、唇も黒ずむことがあります。
舌の色が紫っぽい人は、肩こりや腰痛、生理痛など慢性のコリや痛みの症状があるはずです。重症者では、静脈瘤、胸に締めつけられるような痛みを起こします。
舌に紫色の点々や斑点があらわれている場合は、からだのどこかで血管が詰まり、血行が悪くなっていることを示しています。血行障害の程度がすすむと、点々から斑点大となり、さらに舌全体が紫色を帯びてきます。

コラム 舌の苔はとっちゃダメ？

舌表面についている白いカスのようなものを「舌苔」といいます。

舌苔はおもに舌の細胞の角化物からできています。

健康な人の舌の表面には、薄い白い苔があります。舌苔の働きについては十分に解明されていませんが、口腔内の細菌の生態系の維持や舌の小突起を保護しているとの説もあります。

舌苔を無理に剥がそうとすると、舌を傷つけてしまううえ、生体の防御反応が働き、舌苔が必要以上に厚くなることもあります。これでは、舌苔からからだの正確な情報を得ることもできません。

最近は、舌苔が口臭原因であるかのようにいわれますが、苔だけではそれほど臭わないものです。

正常な状態の舌苔は、むしろ口臭を防ぐ役割を果たしていると考えられているのです。

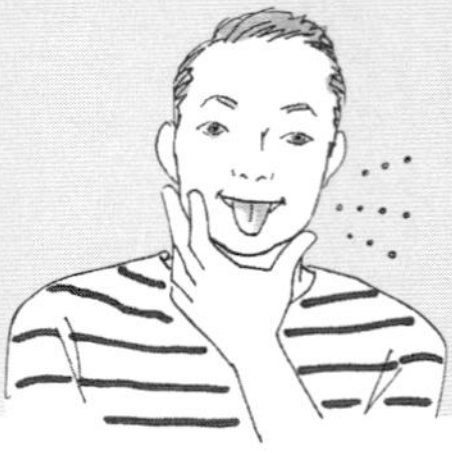

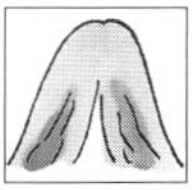

舌裏の血管が黒紫色に膨らんでいる——血流の危険信号

舌をひっくり返すと、紫色の静脈が2本通っているのが見えます。

その静脈が黒みを帯びて、太く膨らみ、くねくねと蛇行しているときは、血液の汚れによる血行障害が生じています。

脳出血、脳梗塞、狭心症、心筋梗塞、痔、子宮筋腫、子宮内膜症、肝炎など血行障害が引き起こす病気になりやすいという危険シグナルです。

④舌の大きさ

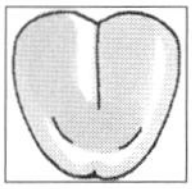

舌が大きく、厚みがある——からだによぶんな水分がある

舌が大きく厚いときには、からだによぶんな水分がたまっています。胃腸の弱い人に多く見られ、舌の周囲に歯型が刻まれているのが特徴です。歯型の刻まれていない人は、

体力のある人で、固太りの傾向があります。

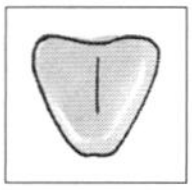

舌が小さくて、薄い——からだの水分不足

舌が薄くてペラペラしているのは、からだの栄養状態が悪く、水分も少ないことを意味しています。からだが細く虚弱な人、あるいは高齢者などに多く見られます。

若葉のようにやわらかい感じのする舌は「嫩舌《どんぜつ》」といい、抵抗力が弱いことを示します。硬くしっかりした感じの舌は、抵抗力が十分ある証拠です。

⑤舌苔の厚さ

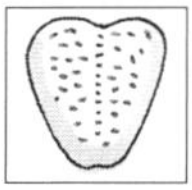

舌の表面が見えないぐらい厚い苔——胃腸障害か、重い病気

舌表面の舌苔が厚いときは、胃腸に水分や不消化物がたまっていることを示します。しっかりと付着して取れにくい厚い苔は「厚膩《こうじ》苔《たい》」といいます。豆腐カスをのせたよ

うにボロボロとしていて、軽くこすると取れるのは「腐《ふ》苔《たい》」といい、いずれも過食などによって胃腸障害が起きていることを示しています。また、重い病気にかかっているときも、舌苔は厚くなります。

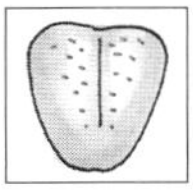

舌苔が薄く、ほとんどない状態——虚弱、アレルギー体質

体液が不足して、うるおいのない状態にあります。舌苔がまだらで均一でなく、部分的に苔のないところがあることを地図状舌といいます。これは、体液が不足ぎみで抵抗力が弱く虚弱体質である人に多く、また、アレルギー体質の人にもよく見られます。

⑥舌苔の色

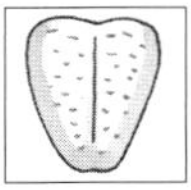

舌苔が白い——からだが冷えて、機能が落ちている

舌苔が白いのは基本的に健康ですが、からだが冷えているときも、同様に苔は白い色

をしています。冷えや寒けを感じるか、疲れやすいかなど、ほかの症状と照らし合わせて判断します。

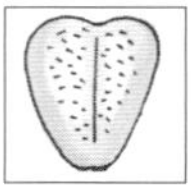

舌苔が黄色い――「熱」を示す

黄色い舌苔は、からだ全体、あるいは胃などの一部に熱があることを示しています。風邪を引いて高熱が出ているときや、食べすぎなどで熱性の胃炎を起こしているときは、舌苔が黄色っぽくなっています。黄色が濃くなるにつれて、熱の程度が高いことを示します。

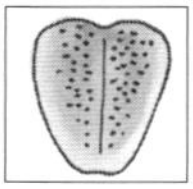

舌苔が黒っぽい――極端な体力低下

高熱を出して体力が極端に落ちると、舌苔は黒味を帯びてきます。また、ひじょうにからだが冷えたときも黒っぽくなります。危険な状態にあることを示しています。

薄ピンクの舌に、うっすら苔があるのが健康

健康な舌は、薄いピンクで、表面に均等に濃い霧がかかったように白い苔がついています。舌苔の厚さは、苔を通して舌の色が見えるぐらいが適当です。

舌は部位によって、内臓の状態を反映しています。舌の根元部分は五臓の腎、舌の真ん中は脾・胃（胃腸）、先端は心肺、両サイドは肝胆とおおむね結びついています。

舌に異変が起きたときは、どの部位を中心に起こっているか確認して、健康管理の参考にしてください。

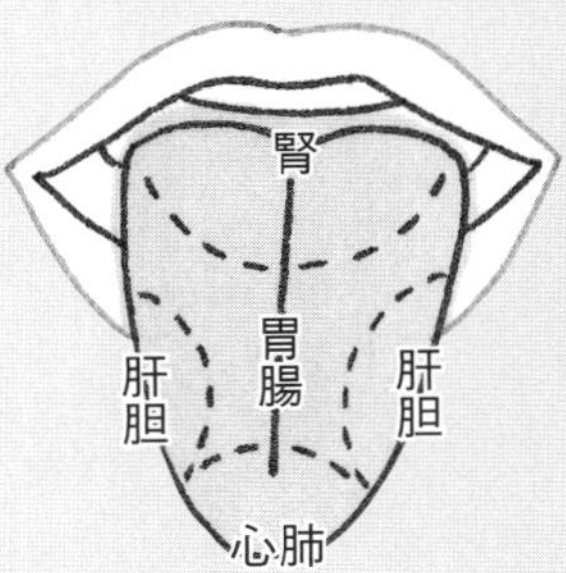

鼻

からだの空気清浄フィルター

Nose

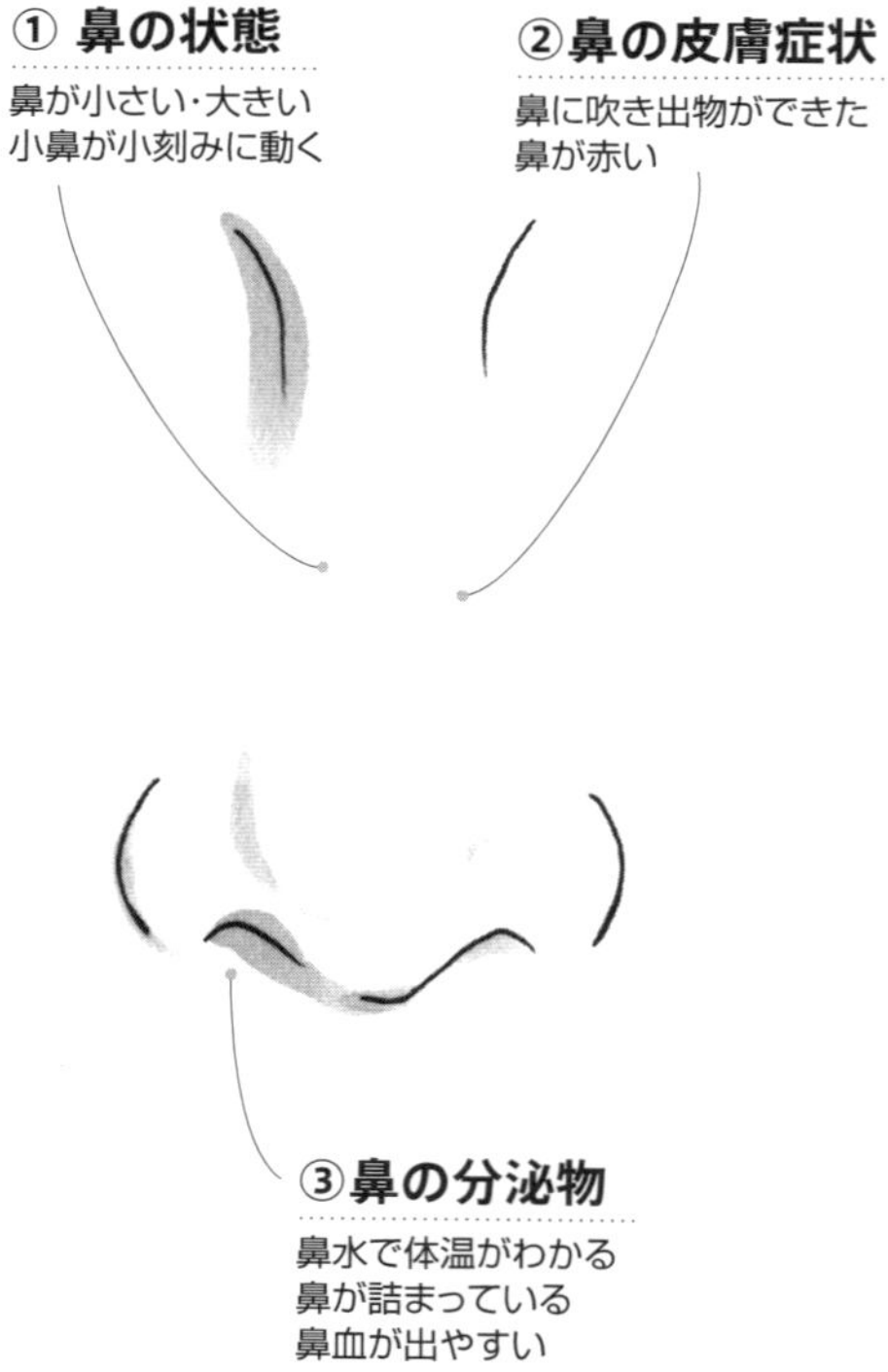
① 鼻の状態
鼻が小さい・大きい
小鼻が小刻みに動く
②鼻の皮膚症状
鼻に吹き出物ができた
鼻が赤い
③鼻の分泌物
鼻水で体温がわかる
鼻が詰まっている
鼻血が出やすい

鼻は「肺」の一部です。鼻から取り入れられた空気は、鼻腔を通りノドを通過して、気道から肺胞へと運ばれます。鼻は肺と共同で〝呼吸〟という作業をしています。

空気の入り口である鼻は、エアコンのフィルターのような役割を果たしています。鼻毛がホコリや細菌をキャッチして体内に入るのを防ぎ、ゴミがたまると、ときどき鼻水で洗い流し、からだを守っています。

鼻のフィルター機能が十分でないと、細菌やゴミが気管や肺にどんどん入り込み、呼吸器のトラブルを引き起こします。

近年、急増している花粉症による鼻水、鼻づまりは、鼻のフィルターが異物に過敏に反応している状態です。防衛反応が過剰に働いて、鼻がムズムズする、鼻水が止まらないなどの不快な症状があらわれているのです。

鼻が詰まっている人は口で呼吸しがちですが、口にはフィルター機能がありません。粘膜に直接、ゴミや細菌が付着し、またノドの粘膜を乾燥させて、感染症を起こしやすくなります。

中国医学では「鼻は呼吸器」であり、「口は消化器」と、役割のちがいをはっきりとさせています。

①鼻の状態

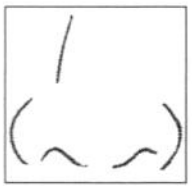

鼻が小さい・大きい——呼吸器の強さを示す

鼻が大きくてしっかりしている人は、呼吸器が発達しており、構造的・機能的に働きがよいため、十分に空気を取り入れることができます。顔全体に対して、鼻があまりに小さい人は、呼吸器が弱い傾向があります。

鼻腔には、冷たい空気を適温に温める働きがあります。外から入ってきた冷たい空気は、わずか０・５秒で鼻腔を通り抜けます。鼻はその一瞬のあいだに、空気を30℃に、湿度を90％に調整して体内に入れる、まさにエアコンのような働きを果たしているのです。

空気が冷たければ、通過経路を延ばして十分温められるようにしなければならないわけで、北方系の人は鼻が高く、南方系の人々の鼻が低いのは、そのためであるという説もあります。

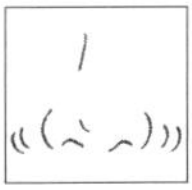

小鼻が小刻みに動く——呼吸がしにくい状態

ふだん呼吸をするとき、それに合わせて鼻自体が動くことはまずありません。小鼻がさかんに動くときは、呼吸しにくくなっているあらわれです。

肺炎や気管支炎、ぜんそく、風邪などで呼吸器の力が弱っているとき、呼吸がしにくくなり、小鼻が呼吸とともに動くことが多いようです。

②鼻の皮膚症状

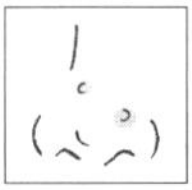

鼻に吹き出物ができた——呼吸器のトラブル？

鼻に吹き出物ができた場合、五臓の肺、あるいは肺とともに働く大腸にトラブルが起きていることがあります。

大便の排出は、呼吸とおおいに関係があります。そのことは、便をするとき、呼吸を止め、いきむことによって排便を促していることからもわかります。ですから、気管支ぜんそくなど呼吸器の弱い人は、便秘がちであることがあります。

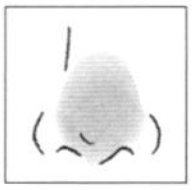

鼻が赤い——お酒の飲みすぎシグナル

鼻は冷たい空気を温めるエアコンのような働きがあります。

寒いときに鼻の頭が赤くなるのは、吸い込んだ冷たい空気を早く温めるために、鼻の頭に血液が集まって血管が拡がるので、鼻の頭が赤く見えるのです。

また、辛いものを食べたり、鼻をかみすぎたりしたときも、刺激によって赤い鼻になります。これらは一時的な現象です。

つねに鼻の頭が赤く、場合によっては毛細血管が浮き上がっているのは「酒皶《しゅさ》鼻《び》」といいます。

お酒の飲みすぎで肝臓に負担がかかっている人によく見られます。これは、肝臓で血液が堰《せ》き止められて、血行がとどこおるために、毛細血管が拡がっている状態です。同時に、手のひらが赤くなっていることもあります。

③ 鼻の分泌物

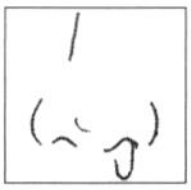

鼻水で体温がわかる——鼻水の色で風邪の対処法はちがう

からだに熱があると、鼻水は濃くなり、からだが冷えていると薄くなります。

中国では昔、風邪の感染経路は2つあると考えていました。

一つは、鼻やノドの粘膜から体内に入り込むタイプで、もう一つは皮膚の毛穴から侵入するタイプです。

鼻やノドからウイルスや細菌が侵入する風邪は、粘膜が赤く腫れて、痛みや熱が出てきます。熱が上昇するにつれて、鼻水や痰は色が濃くなり、粘り気を帯びてきます。

これはからだの熱によって、分泌物に含まれる水分が減るためと、からだの防御反応として白血球が細菌と戦い、それらの死骸が多く含まれるためです。

一方、皮膚の毛穴から風邪が侵入した場合は、ゾクゾクとした寒気が起こります。水のように薄い鼻水やくしゃみが出ます。

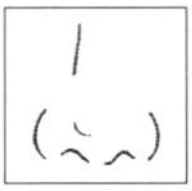

鼻が詰まっている——放っておけば全身が酸欠状態に

鼻づまりは、脳の働きを低下させることがあります。

蓄膿症やアレルギー性鼻炎などで鼻が詰まると、呼吸が苦しくなるだけではありません。酸素がうまく取り入れられず脳が酸欠状態になってしまうのです。

たかが鼻づまりと甘くみず、鼻淵丸《びえんがん》などの漢方薬を使って膿を排泄させ、食養生をして早く治すことを心がけねばなりません。

呼吸器の粘膜が弱いのは、根本的には胃腸の弱さが原因にあることが多いので、胃腸を丈夫にすることも大切です。

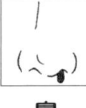

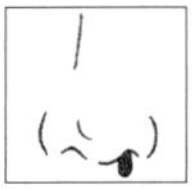

鼻血が出やすい——胃腸の弱さが原因⁉

鼻をいじったり、鼻をかむなどのちょっとした刺激で鼻血が出る症状は、じつは胃腸の弱い人に多く見られるものです。

胃腸が弱い人は、栄養が十分に取り入れられないため、筋肉組織が弱く、血管ももろく切れやすいのです。同時に、歯ぐきの出血、皮下出血（アザ）ができやすい、月経血が止まりにくいなどの出血傾向も見られるはずです。

からだがのぼせぎみであるため、鼻血が出やすい人もいます。五臓の肝が緊張すると、鼻血のほかに、目の充血や寝つきが悪い、気分がいらつくなどの症状があります。

スムーズに呼吸できることが大切

人間は、酸素がなくては生きていけません。鼻は、酸素をからだに取り入れるための大事な器官です。

鼻づまりなどの鼻の症状を放置することは、からだを酸欠状態にさらすこと。からだのみならず、脳の働きも鈍化させます。

よい鼻は、すっきりと通りがよくて、空気をたくさん吸い込めることです。

ほお

血行と呼吸器の状態が
ひと目でわかる

CHEEK

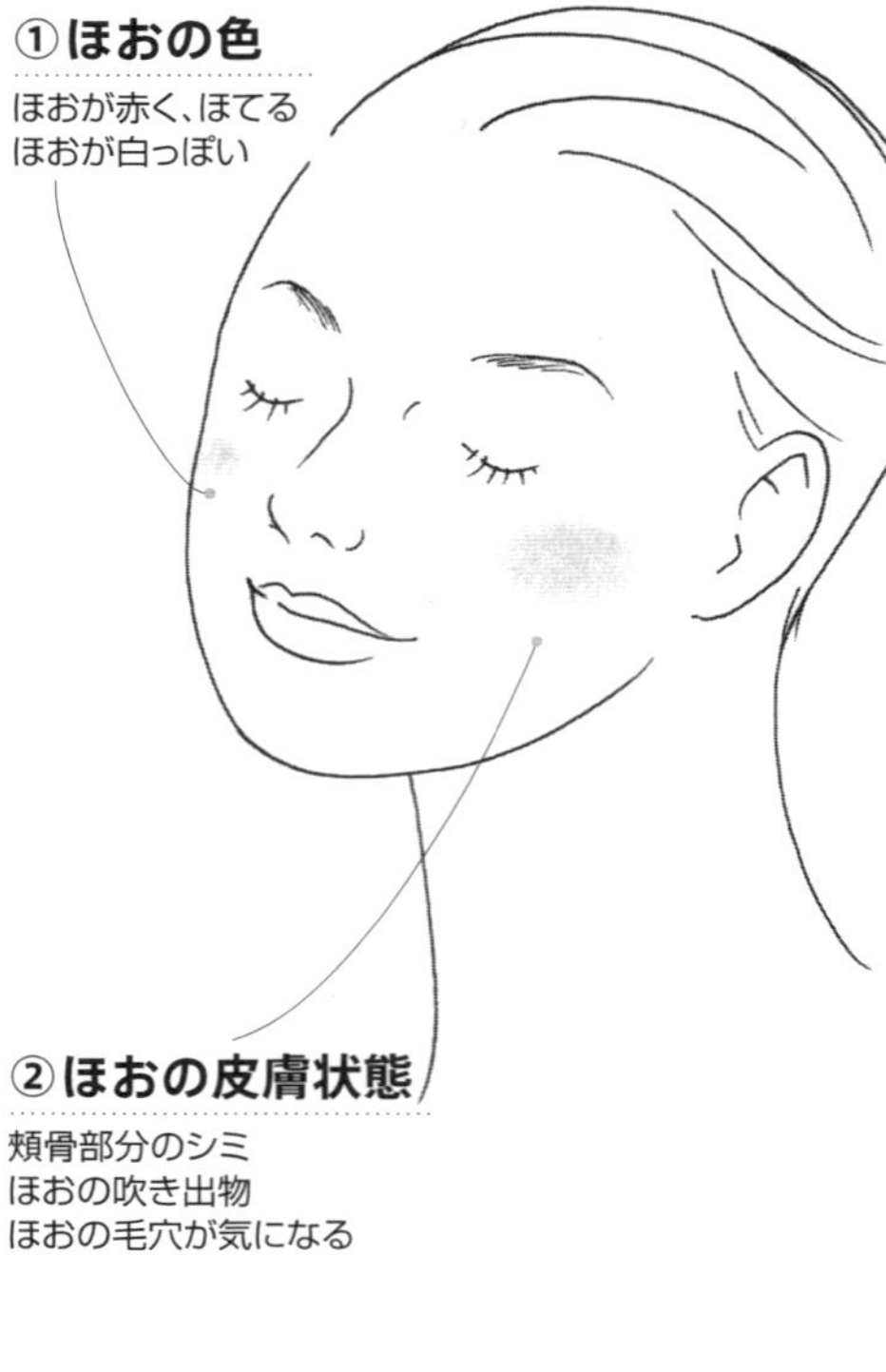
① ほおの色
ほおが赤く、ほてる
ほおが白っぽい
② ほおの皮膚状態
頬骨部分のシミ
ほおの吹き出物
ほおの毛穴が気になる

ほおは、顔でいちばん広い面積を占め、血管がたくさん集まっています。このため、恥ずかしさや悲しみなどの感情や、寒さや暑さを感じるなど、心身の変化が原因で、血行に変調が起きたときに、まっさきに変化が見てとれる部位です。ほおは、血液の質や血行、からだの冷えや熱の状態などを見るのに、ひじょうにわかりやすい部位です。

また、ほおの中央部分は、鼻に近いことから、鼻や気管支、肺など呼吸器の状態も、ほおによく映し出されます。たとえば、蓄膿症では、鼻のまわりからほおにかけて腫れたり、痛みがあらわれることがあります。

ほおは呼吸器の状態を反映するとともに、からだの血行の状態もひと目でわかる部位なのです。

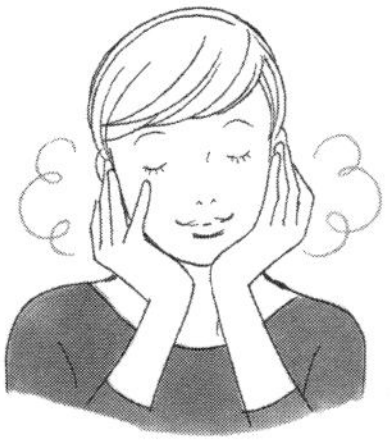

①ほおの色

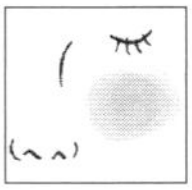

ほおが赤く、ほてる——体温調節機能のくずれ

血行がよくツヤのあるほおは、健康のあかしです。

しかし、赤みが強すぎる場合は、頭部に熱が集まっている「のぼせ」状態と考えられます。

顔色が白っぽくてツヤがなく、ほおだけに赤みがさしているのは、からだが衰弱していることを示します。衰弱の原因は、老化や慢性病、出産、疲労などがあげられます。西洋医学で「原因不明の微熱」とされる発熱は、たいてい、これらのからだの衰弱からくるものです。からだが消耗しているため、体温調節がうまくいかず、発熱している状態です。からだのエネルギーは少ないので、高熱にはならないのが特徴です。

あわせて、唇や舌の赤みが強い、口の中が乾く、皮膚が乾燥する、手足がほてるなどの症状が出ているなら、腎がおとろえ、からだの水分が不足していると考えられます。

唇や舌の色が白っぽく赤みがない、食欲不振、足腰の冷え、精力減退などの症状を起こしているのは、腎のエネルギー不足。生命エネルギーが足りない状態です。

ほおの赤みが目立ち、動くと汗をかきやすく、動悸がしたり息切れするのは、心臓の血栓症などが疑われます。この場合、全身的な血行障害が起こっており、頭部や顔が熱をもち充血する一方、下半身は冷えて足がむくんだりするようになります。お風呂を焚いてかき混ぜずにいると、上は熱くなり、下は冷たくなっているのと似ています。

また、栄養のとりすぎ、神経の興奮状態、感染症にかかっているときなども、からだの熱が上がるため、顔色が赤くなることもあります。

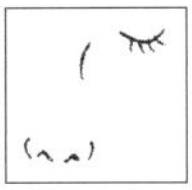

ほおが白っぽい——からだが酸素を欲している

貧血傾向があると、ほおは白っぽくなります。唇や舌、まぶたの裏も同様に白みが強くなります。酸素を運ぶヘモグロビンという血液の赤い色素が不足しているためです。

また、呼吸器系が弱い人は、色白であることが少なくありません。これは皮膚が弱く、メラニン色素をつくる働きが弱いためでしょう。

②ほおの皮膚状態

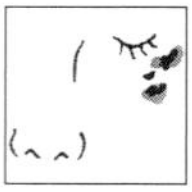

頬骨部分のシミ——紫外線が直接原因

頬骨周辺の皮膚は、いちばんシミがあらわれやすい部位の一つです。

頬骨のあたりは、顔の中でも太陽光線がよく当たり、メラニン色素が発生しやすい部分なのです。

さらに肝の不調があると、血液を浄化したり、栄養を与えたりする働きが十分機能しなくなり、血液が汚れてきます。そのため、新陳代謝が落ちて、皮膚にシミができやすくなります。

「日焼け」と「肝の不調」——この２つの要素が重なると、シミが発生する確率がぐんと上がるのです。

ニキビ・吹き出物は何歳までできやすい？

思春期を迎えると、からだの新陳代謝が活発になり、老廃物の処理が追いつかなくなるため、ニキビや吹き出物が花盛りになります。

比較的、若いうちは、女性よりも男性のほうがニキビがたくさんできます。これは、皮脂の分泌が男性ホルモンと関連が深いため。しかし、20歳を過ぎると、男性はニキビができにくくなります。

一方、女性は20歳を過ぎても、ニキビと縁が切れません。これは、月経のたびにホルモンバランスがくずれるのが大きな原因。また、お化粧の刺激や抵抗力の低下なども一因と考えられます。

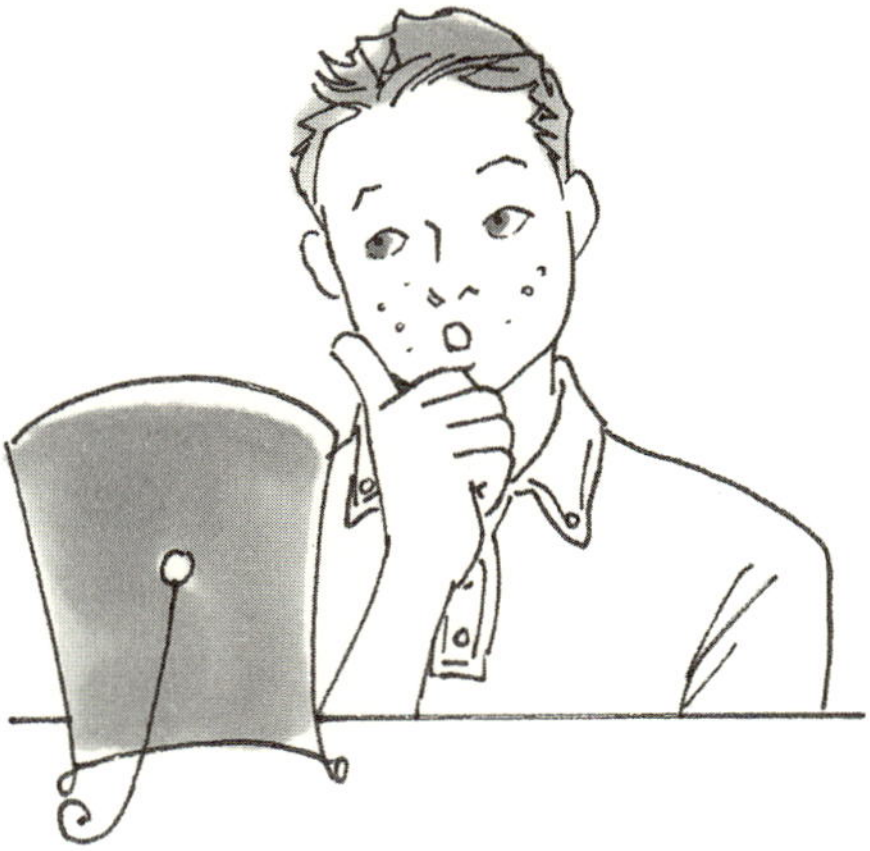

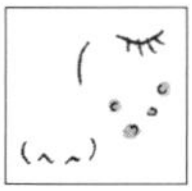

ほおの吹き出物――過食と便秘に注意

ほおの吹き出物といえば、なんといってもニキビでしょう。ニキビは青春のシンボルといわれますが、皮膚を乾燥から守る皮脂が多くなり、そこに細菌が侵入して炎症と化膿を起こしている状態です。

食生活では、動物性脂肪の摂取量を減らし、甘いものをあまり食べないようにする、過食やアルコールを避けることなどが大切です。

また、便秘もニキビを悪化させる原因となります。玄米や野菜などから食物繊維を多くとって便通をよくすることが大切です。

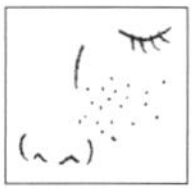

ほおの毛穴が気になる――皮脂減少が毛穴を目立たせる例

若いときは、ほおの毛穴はほとんど目立ちません。

ほおの毛穴が目立ちはじめるのは、肌の老化が始まる20代後半から30代前半。鼻やおでこなどの毛穴が目立つのは、皮脂の過剰分泌で毛穴が開ききっていることが原因ですが、ほおの場合はちょっと事情が異なります。

年をとると、皮脂分泌が減り、肌の水分保持力が落ちます。このため、皮膚の弾力やハリが失われて、キメが粗くなり、毛穴が目立ってしまうのです。

ほおの毛穴が気になりはじめたら、肌の水分保持力を高めるコラーゲン、肌内部でコラーゲンを生成するビタミンCを十分とることです。

また、肌のハリは、皮膚を支える顔の筋肉とも関連があります。胃腸の弱い人は、筋肉がおとろえやすい傾向にあるので、胃腸を強化することも重要です。

透明感のあるピンクのほおが健康のあかし

ほおの色は、顔色の判断基準となります。

健康な顔の肌は、うるおいがあり、なめらかで、適度な弾力があり、血色がよいことが条件。色は、透明感のあるピンク色が健康のあかしです。

皮膚の色や状態からの健康チェックは、第2章（104ページ〜）で詳しく説明します。

歯

発育・老化のバロメーター

TOOTH

①歯の症状

虫歯になりやすい
歯の色が灰色を帯びている

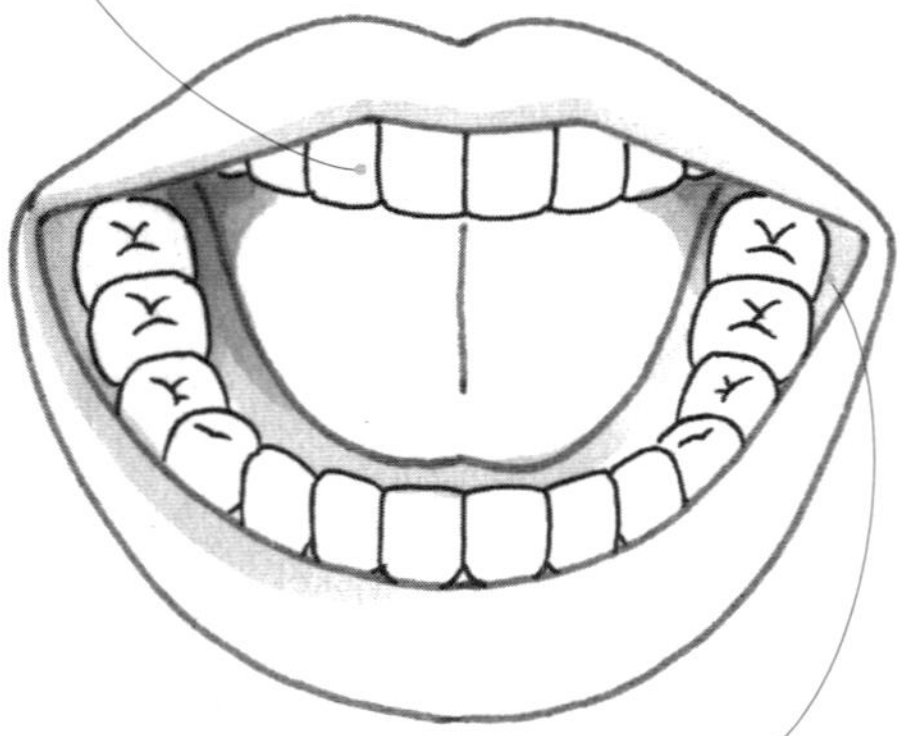

②歯ぐきの症状

歯ぐきが赤く腫れる
歯ぐきから出血しやすい

歯はからだから唯一、露出している「骨」です。歯が丈夫なら全身の骨格も丈夫です。歯・骨の質は、一般的にはカルシウム摂取量との関連がいわれますが、じつはカルシウムを十分にとったからといって、骨が頑丈になるとはかぎらないのです。

食事からとったカルシウムは「活性型ビタミンD_3」の働きを借りなくては、骨に吸収されません。ビタミンD_3は、肝臓と腎臓の作用で活性化されることによって、はじめてカルシウムを骨に導くことができるのです。さらに腎臓は、尿に排泄されたカルシウムを再吸収する働きももっています。

つまり、腎臓が弱っていると、いくら食事からカルシウムをとっても素通りしてしまうわけで、歯や骨がもろい人は、五臓の腎の働きが弱いことが多いのです。

泌尿・生殖器系にあたる「腎」は、人の一生の生命エネルギーを支配しているとされます。腎のエネルギーは成長とともに充実していきますが、年をとるにつれて、だんだんとおとろえてきます。同時に骨も弱くなってきます。

なかには、生まれたばかりの赤ちゃんでも腎が弱いことがあります。こうした子どもは骨の発育が悪く、歯の生えそろいや歩行が遅れたりします。

中国医学では、「腎は髄を生じ、骨をつかさどり、歯は骨の余り」といいます。

① 歯の症状

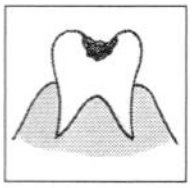

虫歯になりやすい——骨粗鬆症予備軍

きちんと歯を磨いていても、虫歯になりやすい人は、たしかにいます。

これは、全身の骨が弱いことを意味しています。女性ならば、更年期を過ぎたときに骨粗鬆《そしょう》症になりやすいタイプです。

ちなみに、子どもは大人より虫歯になりやすい傾向にあります。一般に、子どもの歯は、表面を覆うエナメル質の結晶構造がもろいため、虫歯になりやすいのです。成長の過程で、唾液や食べ物からリンやカルシウムといった栄養素を徐々に取り入れて、丈夫な歯に育っていきます。

腎が弱い場合、歯の発育が悪く、虫歯になりやすい傾向があります。生活習慣を整えて胃腸を丈夫にして十分な栄養をとるとともに、補《ほ》腎《じん》の働きのある六味《ろくみ》地《じ》黄丸《おうがん》などの漢方薬で、歯や骨を強化することです。

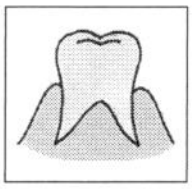

歯の色が灰色を帯びている——内部で虫歯が進行している

歯の色は生まれつきの色や飲食物による染色などがあり、一概にいうことができませんが、「ほかの歯より灰色が際立ってきている」ような歯があれば、内部で虫歯が進行している可能性があります。

虫歯は、痛みをともなわずに内部で進行し、気がついたときには歯髄を侵食してしまうことがあります。歯の変色を見つけたら放置せず、歯科医の治療を受けましょう。

② 歯ぐきの症状

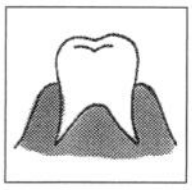

歯ぐきが赤く腫れる——胃炎や疲労

中国医学では、歯ぐきは胃の一部であると考えています。したがって、歯ぐきが赤みを帯びて腫れている場合、まず胃の炎症を疑います。

歯がグラグラし、口臭が強いなどの症状をともなう場合は、歯槽膿漏などの歯周病にかかっている可能性があります。歯がグラつくのは、歯を支えている歯槽骨が薄くなっているためです。口臭が強いのは、歯と歯槽骨のあいだにスキマ（ポケット）ができて、そこに細菌が繁殖しているためです。

歯周病は、カルシウム不足や歯磨きが不十分であるだけでなく、からだの疲労による抵抗力の低下、老化なども深い関連があります。「産後に歯が弱った」「疲労が重なって、歯がガタガタになった」などというのは、その例です。腎臓の衰弱によって、カルシウムの吸収がうまくいかなくなり、歯や骨が弱っていると考えられます。

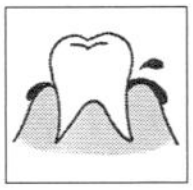

歯ぐきから出血しやすい――歯ぐきの炎症か、胃腸虚弱

歯ぐきからの出血は、歯肉炎や歯周病だけが原因ではありません。胃腸が弱い人も歯磨きなどによって容易に出血する傾向があるのです。

胃腸が弱いと、栄養の消化吸収能力が不十分になるため、血管が弱く、切れやすくなるのです。このため、ちょっとした刺激で毛細血管が破れて出血することがあります。

このほかに、知らないうちにアザができたり、月経の出血が止まりにくいなどの症状をきたすこともあります。

食べ物をよく噛むように心がけると、胃腸が丈夫になります。胃腸の栄養吸収が高まることで、丈夫な歯ぐきが生まれます。

歯は〝噛むこと〟で守られる

健康な歯は、透明感のあるアイボリーで、歯肉は薄いピンク色をしています。歯磨きをしたあとは、磨き残しを丹念にチェックするとともに、歯ぐきや歯の色も確認しましょう。

歯や歯ぐきの健康を保つには、よく噛んで食べることが第一。

咀嚼運動によって歯や歯ぐきが丈夫になると同時に、食べ物の消化吸収能力が高まり、栄養を十分に取り入れることができます。さらに、唾液が多く分泌されて、唾液による殺菌作用が期待できます。咀嚼は、まさに健康と長寿の基本なのです。

髪

82

豊かな髪は「血液」と「性」の象徴

HAIR

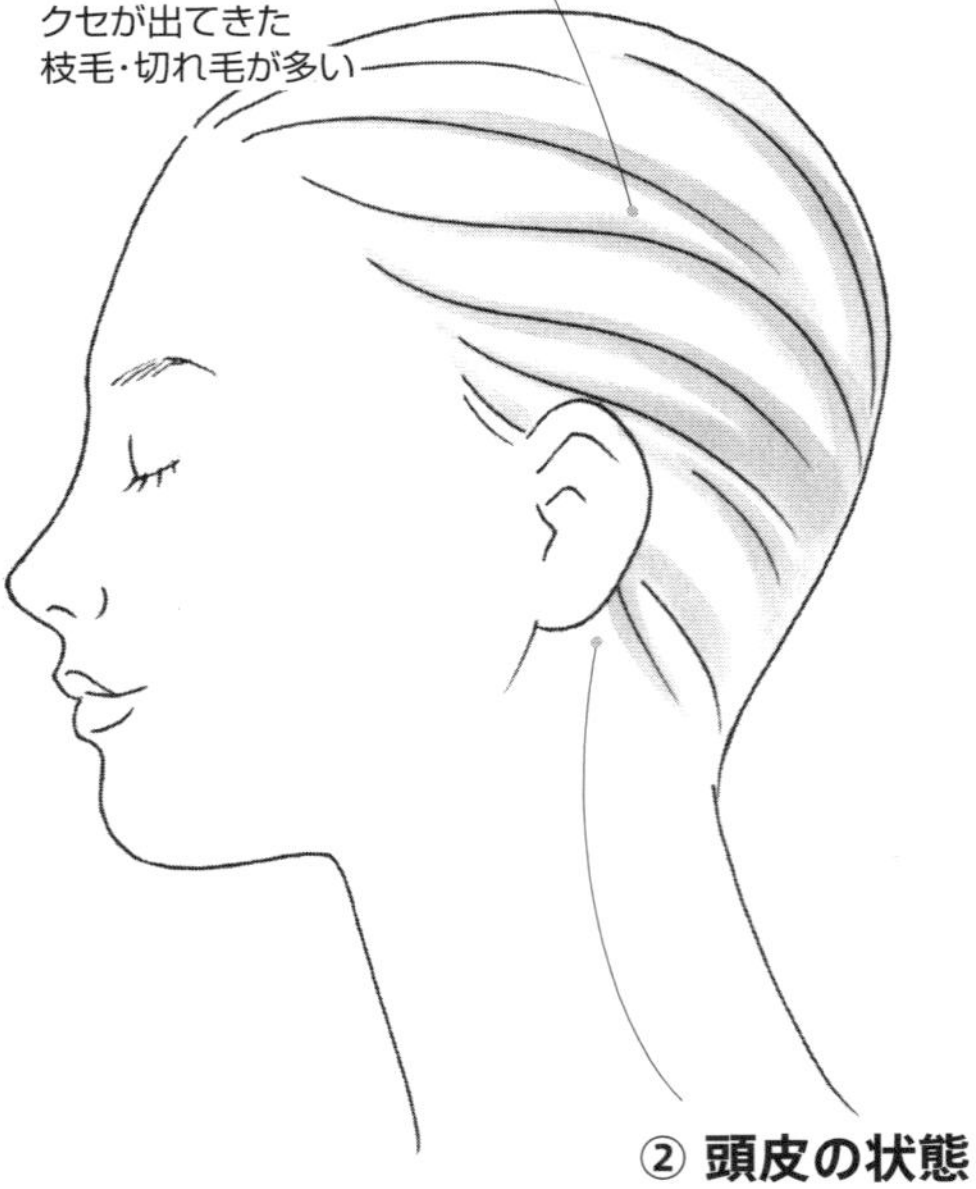

①髪の毛の質

髪が細くなってきた
若ハゲ
抜け毛が多い
若白髪
クセが出てきた
枝毛・切れ毛が多い

② 頭皮の状態

フケが多い
地肌がブヨブヨしている

髪の毛は、「血液」と「性の成熟度」を知るバロメーターになります。

美しくツヤのある黒髪は、次の2つの要素がそろうことで得られます。

第一の要素は、「血液」が十分に供給されていること。

髪は「血余《けつよ》」といい、血液の一部であると考えられています。貧血などで血液が不足すれば、からだの末端にある髪の毛まで血液をまわす余裕がなくなり、髪は貧弱になります。

また、血液が汚れていて、血液のめぐりが悪い場合も、髪質の低下につながります。美しい髪は、きれいで豊かな血液がまず必要なのです。

豊かな髪をつくる2つめの要素は、「性ホルモン」です。

女性ホルモンや男性ホルモンは、生殖器を支配する五臓の腎がつかさどっていると考えられます。腎がおとろえると、ホルモン分泌も低下し、白髪や薄毛、脱毛といった症状が出てきます。

ただし、年をとると、閉経や精力のおとろえがあるように、腎は年齢とともにパワーが落ちてくるもの。ある程度の年齢になれば、白髪や薄毛となるのは、ごく自然なことです。

① 髪の毛の質

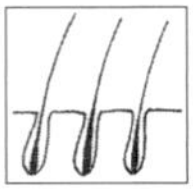

髪が細くなってきた――貧血傾向と老化現象

中高年になると、髪は細くやせてくる傾向にあります。人は年齢を重ねるとともに腎の力が弱まり、ホルモンの分泌量が減り、髪の勢いがおとろえてきます。この場合、何《か》首烏《しゅう》などの漢方薬を用いて腎を強め、増血させると効果的です。

若い人で髪がやせているのは、貧血傾向とやはり腎のおとろえが考えられます。バランスの悪い食事、夜更かし、ストレス、喫煙、過度の性行為などの生活習慣が背景にあるはずです。こうした悪因を正せば、コシのあるしっかりした髪がよみがえります。

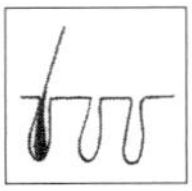

若ハゲ――脂質のとりすぎは髪の毛を枯らす

若ハゲは、五臓の「腎の衰弱」、そして「食生活の偏り」が大きく起因していると考えられます。

髪の毛は性ホルモンが支配しています。つまり、若ハゲは、腎（生殖器）がおとろえている証拠。同時に、性的機能や精子の製造機能も低下している可能性もあります。

また、若ハゲは食生活とも深い関係があります。たとえば、バターや肉など動物性脂肪を多くとる西洋人男性には若ハゲが多く、東アジアや東南アジアの男性には比較的少ないことが知られています。これは、「脂肪のとりすぎ」が大きく関係していると考えられます。

脂肪をとりすぎると、毛根部の脂肪が増え、これが男性ホルモンの作用を強めすぎてしまうのです。こやしをやりすぎると草木が枯れるのと同じような状態で、皮脂が髪の毛を枯らしてしまうという説があります。

若ハゲを治そうと思ったら、脂肪の少ない和食を主とする食生活にあらためましょう。

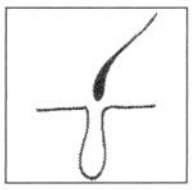

抜け毛が多い——抜け毛サイクルからわかること

髪の毛は毎日、約70~80本抜けて、70~80本生えるというサイクルを繰り返しています。髪の寿命は5〜7年です。この間、髪の毛はぐんぐんと伸び、成長が止まると、自然と抜け落ちてゆきます。

抜け毛は、春と秋に多くなる傾向にあります。髪の毛は、頭部の防寒や温度調節の役割があり、気温が大きく変わる季節に合わせて、髪が準備をしているのです。

ですから、ブラシに抜け毛が多くついていたからといって、すぐさま「脱毛」を心配する必要はありません。ただし、洗髪時の抜け毛や枕につく抜け毛がかなり多くなってきたら、要注意です。

とくに抜け毛が細い短毛ばかり目立つとしたら、成長しきる前に抜けてしまっている可能性があり、異常な脱毛が起こっていると考えられます。原因は、五臓の腎の衰弱、栄養バランスの偏りによる貧血などが考えられます。

円形脱毛症を起こしている場合は、腎のおとろえや血液不足に、さらに精神的なストレスが加わっていることがあります。

身体的な不調が髪に影響があらわれる場合は、細くなる、弱くなるなど徐々に髪の質が悪くなってきます。精神的なストレスが原因する場合は、急にごそっと抜け落ちることがあります。

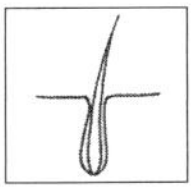

若白髪——カルシウムと髪の意外な関係

黒髪のもとは、メラニン色素です。黒々とした髪は、メラニン色素の製造工場である「メラノサイト」がしっかり働いています。メラニン色素が多ければ多いほど、髪は黒くなります。白髪はメラニン色素の製造工場が閉鎖してしまっている状態なのです。

年をとると白髪があらわれてきますが、その量や時期は、遺伝の影響が強く出ます。白髪でも年齢相応で、つややかでしっかりした髪なら、健康には問題ないでしょう。

しかし、10代、20代から白髪が目立ったり、30代で真っ白になってしまうのは、遺伝というより、からだの異変からくる〝早老現象〟です。

若白髪は、五臓の腎が弱っているためにあらわれる症状と考えられます。

腎はカルシウムの吸収力と関連があります。腎が弱ると、カルシウムの吸収力が落ち、骨や歯が弱ります。じつはメラノサイトを活性化させるには、このカルシウムが不可欠なのです。出産などを機に白髪が急に増えてきたという女性は、骨密度も同時に低下している危険性があります。

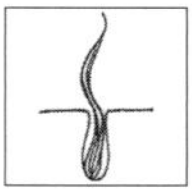

クセが出てきた――髪のやせ現象

クセ毛・直毛は遺伝によって決まります。しかし、「思春期にクセが強くなった」「中高年になってクセが出てきた」というような場合は、髪の栄養障害による縮れで、健康上の原因が考えられます。

このようなクセは、髪がやせてくることによって起こると考えられています。血液やホルモンの不足で起こる「細毛」は、髪が十分に養われていないために起こります。

また、カラーリングやドライヤーの熱で傷んだ髪も、もともと直毛であっても、うねりが出たり、縮れ毛が出たりしやすくなります。

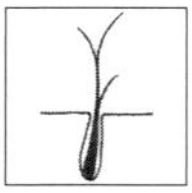

枝毛・切れ毛が多い――月経が髪を貧弱にする!?

枝毛・切れ毛は、圧倒的に女性に多い悩みです。髪が長いぶん、長期にわたって摩擦や刺激を受けているせいもありますが、じつは月経と深い関係があります。

女性は月に1度、月経で大量の出血をしています。本来なら、女性は初潮が始まる頃になると性ホルモンが充実して、髪はより豊かに美しくなります。しかし、月経によって血液が少なくなり、貧血やそれに近い状態になると、髪は弱くなってしまうのです。

たとえ血液検査の結果が「貧血」と判定されなくても、髪質の低下を感じたら、貧血ととらえ、血を増やす食事を心がけなければなりません。

コラム 腎は「電池」のようなもの

人は年をとると、生命を支える五臓の腎のエネルギーが減少します。骨や歯が弱ったり、髪が抜けたり、耳が遠くなったり、精力が減退するのは、そのあらわれです。

腎は人間の生命エネルギーをためた電池のようなものです。人は電池をもって生まれてきます。

よく充電された電池をもっている人もいれば、充電の少ない電池の人もいます。また、電池の耐用年数もそれぞれ異なります。

それでは、充電の少ない人はずっと生命力が弱いままか？　というと、そうとはかぎりません。

生まれたあとに、脾・胃（消化器）の働きによって、飲食物からエネルギーをとり込むことで、電池を充電することができるのです。

一方、いくら充電されていても、生活習慣などによってはあっというまに消耗してしまいます。生命力を減少させる原因は、心身の疲労、不摂生、強い恐怖心、病気、過剰な性行為などです。

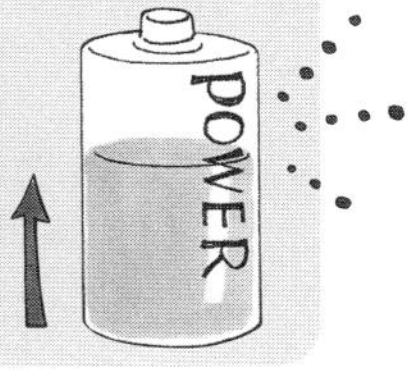

ちなみに、昔の人は「月経中に髪を洗ってはいけない」といいました。月経中は、一時的に血液が不足するため、髪の毛や地肌が弱っており、洗髪剤で傷みやすいのです。同様の意味から、月経中のパーマやカラーリングも避けるべきです。

② 頭皮の状態

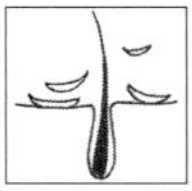

フケが多い——カサカサタイプとベタベタタイプ

フケには「カサカサタイプ」と「ベタベタタイプ」の2種類があります。

カサカサタイプは、白く細かいフケで、乾燥のために皮膚が剥がれてフケになります。全身の栄養状態が悪く貧血傾向や水分不足で、皮膚全体が乾燥しています。

ベタベタタイプは、頭皮からの皮脂の分泌が多すぎて、皮脂腺からあふれた脂がフケになっている状態です。皮脂が多くて髪がべったりしているのは、比較的中高年に多い症状です。

ベタベタのフケの原因は、中年太りや糖尿病と似たメカニズムで、体内で脂肪を燃やす力が低下して、からだの中に老廃物がたまっている状態。長く放置していれば、抜け毛などの原因となります。

いずれのタイプのフケも単なる「汚れ」ではなく、からだの不調が原因なので、ひたすらシャンプーをしたところで意味がありません。乾燥の度合いがひどくなったり、皮脂の分泌サイクルが過剰になったりと、かえって悪化させてしまうことがあります。

それよりも、まずからだの調子を整えることが大切です。

「カサカサタイプ」のフケが多い人は、鉄分やタンパク質を十分にとり、血を増やすように心がけ、「ベタベタタイプ」の人は、脂質の代謝を上げるビタミンB群をとり、脂肪のとりすぎに注意することです。

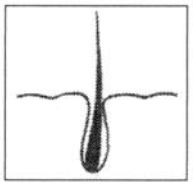

地肌がブヨブヨしている——むくみの一種

頭の地肌を指で押してみてください。ピンと皮膚が張っているなら健康な地肌です。ブヨブヨとしていて押すとへこむ感覚があるなら、むくみが生じていたり、よぶんな脂肪がたまっている証拠です。

むくみは、五臓の腎や胃腸の機能低下で、からだの水分がうまく代謝できないときや、お酒を飲みすぎたときなどに起こりやすくなります。

頭皮は、髪の毛の「畑」のようなもの。畑の水はけが悪ければ、髪質も悪くなります。

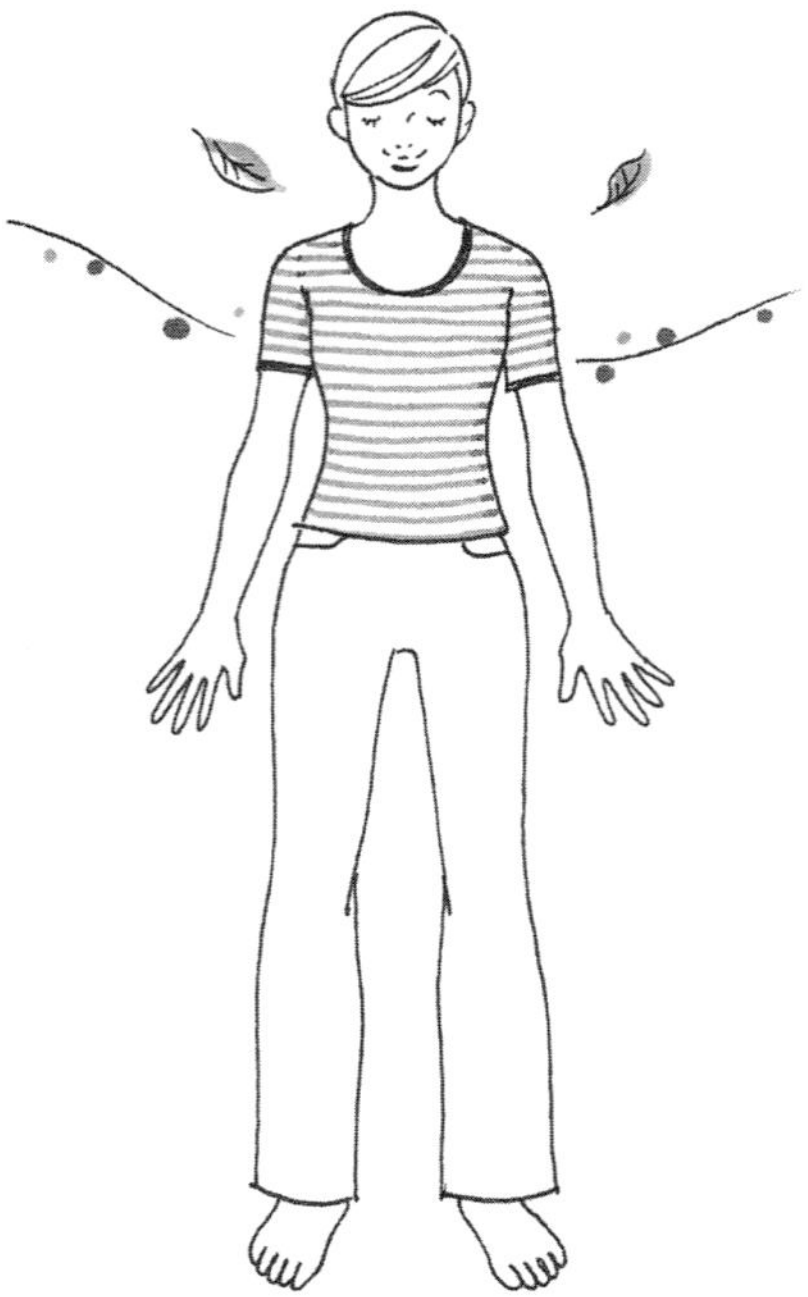

「まとまりやすい」が健康な髪のポイント

白髪や細毛は、遺伝的要素があるので、イコール不健康というわけではありません。重要なのは、髪がつやつやかでコシがあること。白髪や細毛でも、ツヤがあってしなやかならば、健康毛です。いくら太毛・多毛であっても、ツヤがなくてパサパサとしているのは健康とはいえません。

健康な毛髪は、まとまりやすく、枝毛・切れ毛がありません。

「最近、ヘアスタイルが決まりにくくなってきた」と感じたら、それは「髪の質が落ちている」せいかもしれません。スタイリング剤を変えたり、パーマをかけたりしてごまかすより、まず自分の生活習慣を見直してみてください。

爪

94

生活習慣の記録帳

NAIL

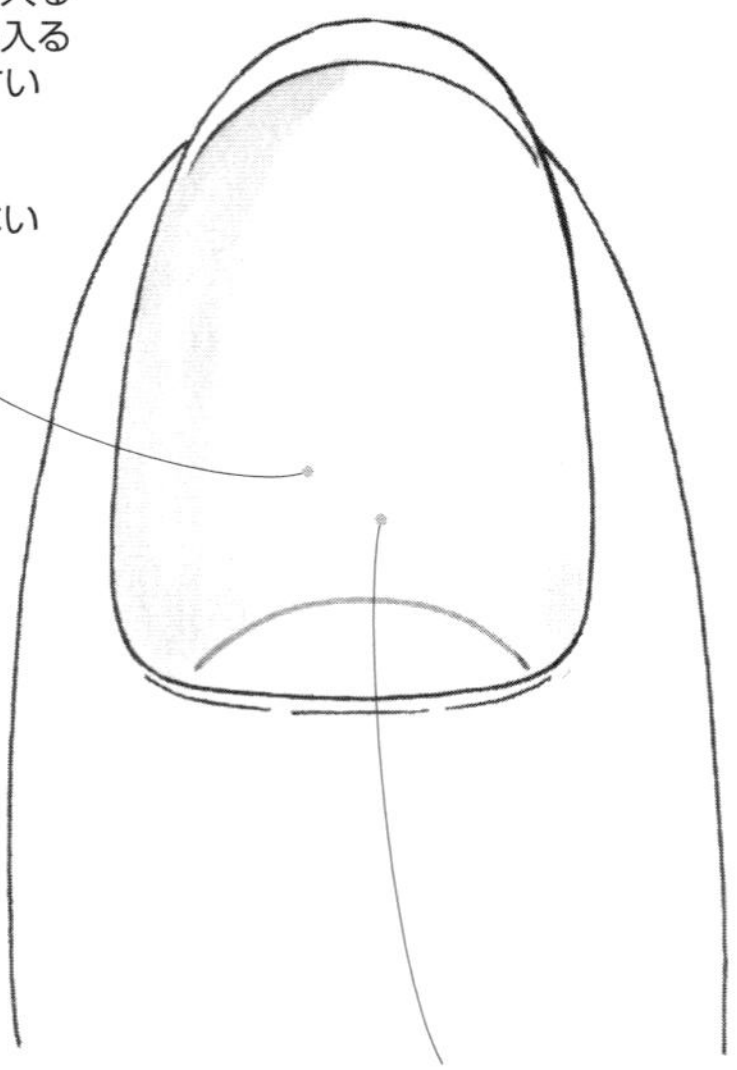
①爪の形状
爪に縦スジが入る
爪に横スジが入る
爪が割れやすい
スプーン爪
バチ爪
半月部分がない
二枚爪
②爪の色
爪の赤みが強い
爪が紫っぽい
爪が白っぽい

その半透明で硬い質感から、爪を骨の一部と勘違いしている人が多いようですが、じつはケラチンというタンパク質のかたまりです。

爪はその構成成分からすると、皮膚や筋肉に近く、これらが角化したものと考えられています。

爪は、1日に約0・15ミリ、1カ月で3〜4ミリ強ずつ伸びます。爪の根元には半月状の白色部位があり、新しい爪はここで製造されています。

爪がピンク色をしているのは、爪の下を流れるキレイな血液を反映しているためです。紫や黒色を帯びているなら、血液は汚れてドロドロしている状態です。白っぽいなら貧血傾向、爪表面が白濁して見えるなら、肝臓の働きが悪いなどが考えられます。

爪の質や色は、からだの健康状態を反映しているのです。

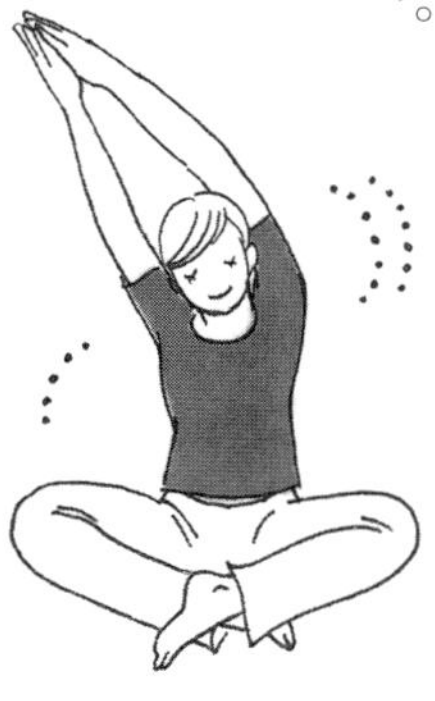

①爪の形状

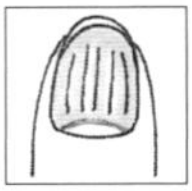

爪に縦スジが入る――老化による「シワ」

爪入った縦スジは、ハリがなくなった顔のシワと同じです。筋肉が萎縮するために起こる症状で、老化現象の一つ。または、無理なダイエットなどで栄養状態が悪くなることによって、縦スジが入ることもあります。

ちなみに同様の症状が２～４歳の子どもに見られることがあります。これは爪が急速に成長しているために起こるもので、老化とは関係ありません。

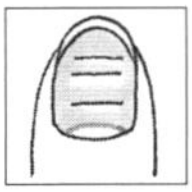

爪に横スジが入る――爪は〝過去〟を語る

貧血、強い疲労、病気など、からだに不調が起きたときに爪に横スジができます。
爪は１カ月で３～４ミリ強ほど伸び、約４～５カ月でおおかた生え変わります。爪は過去の健康状態を刻む〝日記帳〟のようなものです。

たとえば、根元から2～3ミリぐらいの位置に凹んだ横スジが出ているなら、1カ月ほど前にからだに異変が起こっており、真ん中ぐらいなら2カ月ほど前に不調になっている――と推測することができます。

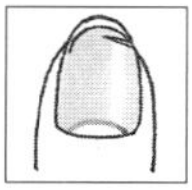

爪が割れやすい――貧血と肝の不調

爪が割れやすいのは、貧血ぎみの人です。血液によって十分な栄養が供給されていないために、爪が弱いのです。爪は肝臓の働きが悪いと、もろくなります。これは肝の血液の浄化・再生機能が落ちて、血液に含まれる栄養が不足するため。肝によい食事をとるよう心がけます。（218ページ）

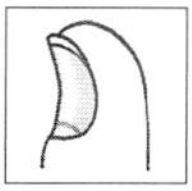

スプーン爪――からだのSOS

爪が割れやすいなどの爪の衰弱症状がさらにすすむと、爪が凹みスプーンのような形に変形することがあります。

これは、からだが重度の貧血になっていることを意味します。また、子宮筋腫や子宮内膜症などの病気や月経の出血が多いときにもあらわれます。

いずれにせよ、スプーン爪は、からだのキケン信号。一度、病院などで検査を受けてみることをおすすめします。

コラム もしも爪がなかったら!?

手や足にオマケのようについている爪は、じつは人間が生活していくうえで、とても重要な働きを果たしています。

もし、手に爪がなかったら、モノをうまくつかむことができなくなります。

たとえば、人差し指と親指でペンをとろうとするとき、人差し指と親指の腹を押し合うかたちになります。このとき、爪は指の肉が曲がらないように後ろから支える役目を果たしているのです。

また、ページをめくったり、針仕事のような細かい作業ができるのも爪のおかげです。

足に爪がない場合も、指の腹が地面をうまく押すことができず、ちゃんと歩けなくなります。

爪を切りすぎて深爪したときに、爪の境目が痛くなるのは、指の腹からの圧力を受けとめる面積が足りなくなってしまうため。

肉が爪のまわりにめりこんで、陥入爪や巻き爪など爪トラブルの原因にもなります。

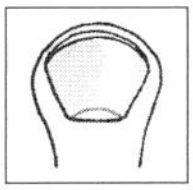

バチ爪――心臓疾患の人にあらわれやすい

指先が押しつぶされたように横に広がり、爪も幅広になっている状態を「バチ爪」といいます。心臓や呼吸器に疾患があるときに、このような形になることが多いようです。血液循環の異常が、からだの末梢になんらかの影響をおよぼすためと考えられます。

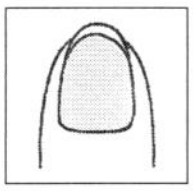

半月部分が少ない――爪の製造工場が小さい

爪の根元に三日月状の白い部分があります。爪をつくる製造工場で、爪半月《そうはんげつ》といいます。半月が少ないのは、工場が小さいだけで、あまり支障はないでしょう。

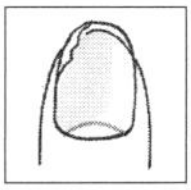

二枚爪――爪の乾燥がすすんだ状態

爪甲の脂分がなくなると水分の蒸発がすすみ、もろくなってしまいます。

そうなると、ちょっとした衝撃で、爪の表面が雲母のように剥がれてきます。いわば、爪の〝乾燥肌〟のようなもの。爪に血液が十分に供給されないのが原因で、貧血ぎみの人に多い症状です。

②爪の色

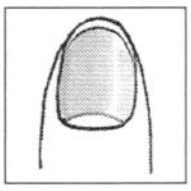

爪の赤みが強い——血が濃すぎる

爪は薄いピンク色をしているのが正常ですが、ピンクを通り越して、赤みが強くなっているのは多血症が疑われます。脳血栓や心筋梗塞を引き起こす危険性もあります。

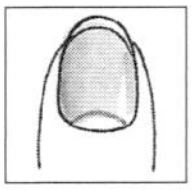

爪が紫っぽい——血液の汚れか、心臓の不調

爪が紫色を帯びているときは、血行障害が疑われます。一種のチアノーゼのような状態で、血液が粘度を増したために血行不良が起きているか、心臓の障害で末端への血行

が阻害されていることが考えられます。

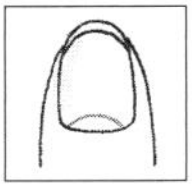

爪が白っぽい——貧血ぎみ

爪が白っぽいのは、その下を流れる血液が乏しいからです。

全体的に透明感がなくなり、白濁したすりガラスのように見えてきたら、肝の不調が考えられます。

健康な爪はピンクでなめらか

桜貝のような爪は健康の証です。爪は血液の状態をあらわすバロメーターのようなもので、血液がサラサラで栄養が十分にあれば、爪は丈夫で、表面はツルツルとなめらかで薄いピンク色をしています。血液の貯蔵庫は肝です。肝が健全なら爪も質がよくなります。ただし、年齢を重ねれば、多少の縦スジは出てきます。

爪の根元部分を軽くマッサージすると血行が促進されて質のよい爪が生まれてきます。

髪の健康度チェック

経験を積んだ美容師や理容師は、お客さんの髪を見るだけで、お客さんの心身の健康状態、生活環境がわかるといいます。

からだのたどってきた歴史は、本人が語らずとも髪にはっきりと刻まれているのです。

自分の髪質を調べる3つのチェック方法を紹介しましょう。

①髪を1本抜き、人差し指と親指の爪でしごくように引っ張ります。
髪がらせん状に丸まれば健康毛。途中で切れたり、ウェーブしか出ないのは、髪が傷んでいる証拠です。

②霧吹きで髪に水をかけて、髪に水滴ができれば、髪の栄養状態は良好。スポンジが水を吸うように、吸い込んでしまったら、スカスカになっています。

③髪を1本抜き、先端をつまんで引き伸ばします。全体の3分の1ぶんぐらい引っ張って、手を離したとき、もとの長さに戻れば、健康毛です。

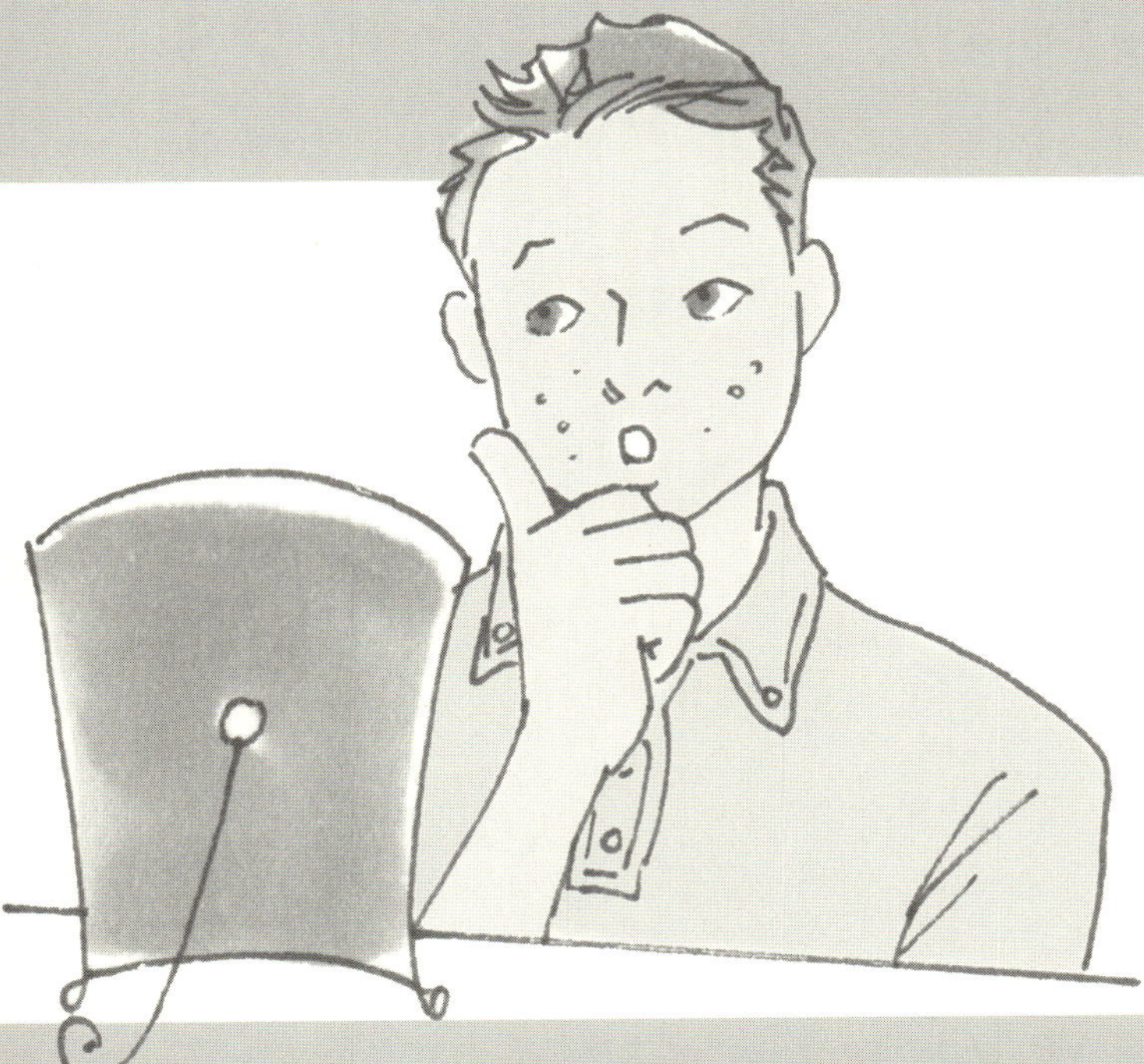

第2章

顔の症状でわかる からだの不調

顔色

五臓の弱点がわかる

「顔色が悪いけど、気分はどう？」「顔色が良くなっているからもう大丈夫」

こうした〝健康チェック〟は日頃、自分やまわりの人に対して、ごく自然におこなっていることです。私たちは、経験的に、あるいは本能的に、からだの変化が顔色によくあらわれることを知っているのです。

しかし、それはあくまで、「顔色が悪い→不健康」「顔色が良い→健康」というような、おおざっぱな判断基準でしかありません。

顔色から「からだのどこがおかしいのか」をあきらかにして、「なにが起こっているのか」「どうして起こったのか」まで知ることができれば、より具体的な方策が立てられ、病気予防や健康づくりに役立つはずです。

じつは、顔色と内臓の働きには、一定の法則があるのです。

五臓に不調があるとき、顔色は大きく分けて、青（肝－肝臓）、赤（心－心臓と脳）、黄（脾－消化器）、白（肺－呼吸器）、黒（腎－泌尿・生殖器）という方程式におおむねあてはまります。

つまり、肝（西洋医学の肝臓に相当）が悪いときは顔色が青くなる、心が悪いと顔が赤くなる――といったぐあいです。

この顔色による五臓判断は、中国医学の経験則に由来しているもので、実際の診察においてもひじょうに重視されているものです。

ここから先では、この顔色と五臓のメカニズム、原因を一つひとつ解きほぐしていきましょう。

顔色と五臓の関係

肝	心	脾（胃腸）	肺	腎
青	赤	黄	白	黒

肝

顔が青い

血が汚れると皮膚が青くなる

皮膚の色が青みを帯びていたり、眉間やこめかみに青筋が目立つ人は、肝臓の不調が疑われます。

皮膚が青っぽくなるのは、血液が汚れて黒ずむためです。

黒ずんだ血液は、皮膚色を通して見ると青色に見え、皮膚の下を通る血管を青く際立たせます。粘膜は、薄いので青みが強まって紫色に見えます。

からだをめぐる血液は「赤い血」と「赤黒い血」の2種類があります。

鮮やかな「赤い血」は、動脈血です。

血が赤い色をしているのは、血液の3分の1を占めるヘモグロビンのためです。ヘモグロビンは赤血球中にあるタンパク質の一種で、酸素を各細胞に送り届ける役目を果たしています。

ヘモグロビンは酸素と結合すると、赤く変色します。このため、酸素をたっぷり含んだ動脈血は、目が覚めるような赤色をしているのです。

「赤黒い血」は、静脈血です。静脈血が黒ずんでいるのは、血液中のヘモグロビンが細胞で酸素を放出して、炭酸ガスを受けとると、黒味を帯びた赤色の血に変化するためです。

肝臓は、この静脈血から老廃物を受けとって浄化し、あらたに栄養を与え、血液を再生させる器官なのです。

肝臓の血液浄化機能が十分に働かなくなると、血液は汚れをとれず、黒ずみを増して、粘度も上がり、流れが悪くなります。

このようなときに、血液の色を反映して皮膚が青みを帯びて見えると考えられます。ひどくなると静脈が膨らみ、皮膚から盛り上がって見えます。

ただし、中国医学的に肝機能障害が認められても、すぐさま血液検査の数値に異常が出ることはまれです。それは中国医学の診察方法が、あきらかな病気を起こす以前の「未病《みびょう》」の段階で、からだの不調をキャッチするものだからです。検査数値には出ないからだの〝不調〟があるのです。

ちなみに、脳貧血を起こしたときにも、顔は青くなります。これは、血液が頭部に届かなくなるためで、顔色は「青白く」なります。

心

顔が赤い

熱が顔に集まる「のぼせ」現象

顔がいつも赤らんでいる人は、心臓の障害が疑われます。狭心症や心筋梗塞の患者さんやその予備軍とされる人々には、赤ら顔の人が多いのが特徴です。

人間は四足動物とちがい、1日のうち多くの時間を直立して過ごします。このため、血液循環が悪いと、からだの上部が熱っぽくなり、下半身は冷たくなり、足によけいな水分がたまり、むくみます。

室内でエアコンをつけると、足元は冷えるのに、天井は暑いという現象が起こりますが、これは「熱は上にのぼり、冷えは下に降りる」という自然の現象によるもの。

こんなときは、ファンで室内の空気をかき混ぜると、快適な温度になります。

私たちが全身ほぼ同じ体温を保っているのは、心臓が健全に働き、ファンの役割を果たしているからです。心臓がよく働いていないと、熱が偏り、顔が赤くなります。

さらに心臓の症状が悪化すると、今度は顔色が蒼白になります。心臓の筋肉（心筋）

に血液を送る冠動脈が詰まることで、いよいよ心筋の働きが落ちて、血液循環が悪くなり、からだのあらゆる機能が低下するためです。

ちなみに、気持ちが高揚しているときも、顔が赤くなります。これは熱や興奮によって、心臓の脈動が速まり、血液が活発に流れて血管が拡がる一時的な症状です。

顔が黄色い　栄養不良が血管をもろくする

胃腸

皮膚の色が黄色みを帯びているのは、胃腸（脾・胃）の働きが落ちている人に多い顔症状です。

胃腸が弱いと、栄養の消化吸収がうまくいかず、全身が貧血状態になります。貧血ぎみの人は血管が十分に養われていないので、もろくやぶれやすくなる傾向が見られます。

血管は小さな穴の開いたゴムホースのようなもので、細胞に栄養と酸素を届けるため、ごく少量の血液がたえず出入りしています。

事実、胃腸の弱い人は皮下出血やアザができやすく、あるいは月経出血が止まりにくいなどの症状が起こりやすくなります。

また、貧血の傾向があると、血液の赤い色のもとなる赤血球が少なくなります。このため、血液の色を反映する皮膚は、赤みが薄くなり、黄色を帯びます。

顔色が黄色くなるのは、肝臓や胆嚢の病気でも見られます。この場合は、胆汁が血液中に流出することで起こります。これは黄疸といい、白目や鼻のまわりの黄色味が目立ち、ビール色をした尿が出るなどの症状をともないます。

顔が白い　メラニン色素の働きが落ちている　肺

肺が弱いと、顔色が白っぽくなります。中国医学の「肺」は、鼻、ノド、気管、肺の呼吸器から皮膚までを含みます。皮膚は外気からからだを守る防衛器官で、〝皮膚呼吸〟をしています。皮膚は呼吸器と同じような働きをもっているのです。

呼吸器が弱い人は、色白で肌が弱い傾向があります。これは、皮膚が弱いため、メラニン色素をつくる能力が低いからと考えられます。

また、貧血傾向がある人も、血色素が不足するため、赤みが少なく、顔が黄色味を帯びた白っぽい色になります。

顔が黒い からだのゴミを捨てられない

腎

顔色が黒ずんでくるのは、腎の不調が考えられます。尿は、腎臓を通過する血液から、不要な水分と老廃物をろ過してつくられ、体外に排出されます。

腎臓の働きは「ろ過機能」と、体内の水分量を調節する働きとがあります。腎の血液ろ過が十分でないと、老廃物が停滞し、皮膚の色が黒ずんできます。おおむね皮膚の薄い目のまわりから色素沈着があらわれ、顔から全身に拡がっていく傾向にあります。

腎臓が不調になると、からだの水分バランスがくずれます。変調をきたしていくほどむくみがあらわれる一方、皮膚の表面はみずみずしさを失い、乾いた印象を与えることもあります。

西洋医学では、副腎に障害が起こると、アジソン病などのように皮膚粘膜に黒色メラニン色素が沈着することが知られています。

皮膚

トラブルのメカニズム

誰しも、子どものときは美しい肌をしているものです。

しかし、年齢を重ねるにつれて、老化、生活習慣、疲労などが蓄積して、いろいろな肌のトラブルがあらわれてきます。

汚れた肌を見て、「年をとったから」「肌質だから」などとあきらめないでください。

40歳になって10歳の頃と同じ肌質、というわけにはいきませんが、いくつになっても、相応の美しい肌を保つことは可能なのです。

そのために必要なのは、高い化粧品でも、最新の美容機器でもありません。

健康であること――それが肌を美しくするためのいちばん大事な条件なのです。

「肌は内臓の鏡」といいます。

ほとんどの肌のトラブルは、食事、睡眠、ストレス、喫煙など生活習慣の乱れから起きています。

今のところは肌の不調という症状だけですんでも、いつかそのうち内臓の病気があらわれてくる可能性もあるのです。

そういう意味からも、男女を問わず、「肌のトラブルは内臓トラブル」ととらえて、軽視してはいけないのです。

自分の肌を見て「荒れている」と感じたら、化粧品が合わない、栄養サプリメントが足りないなどと慌てるのではなく、「五臓の状態があらわれている」と考えてください。

肌トラブルはつまるところ、五臓のトラブルです。

今、鏡に映る肌の状態が、あなたの内臓の状態を物語っているのです。

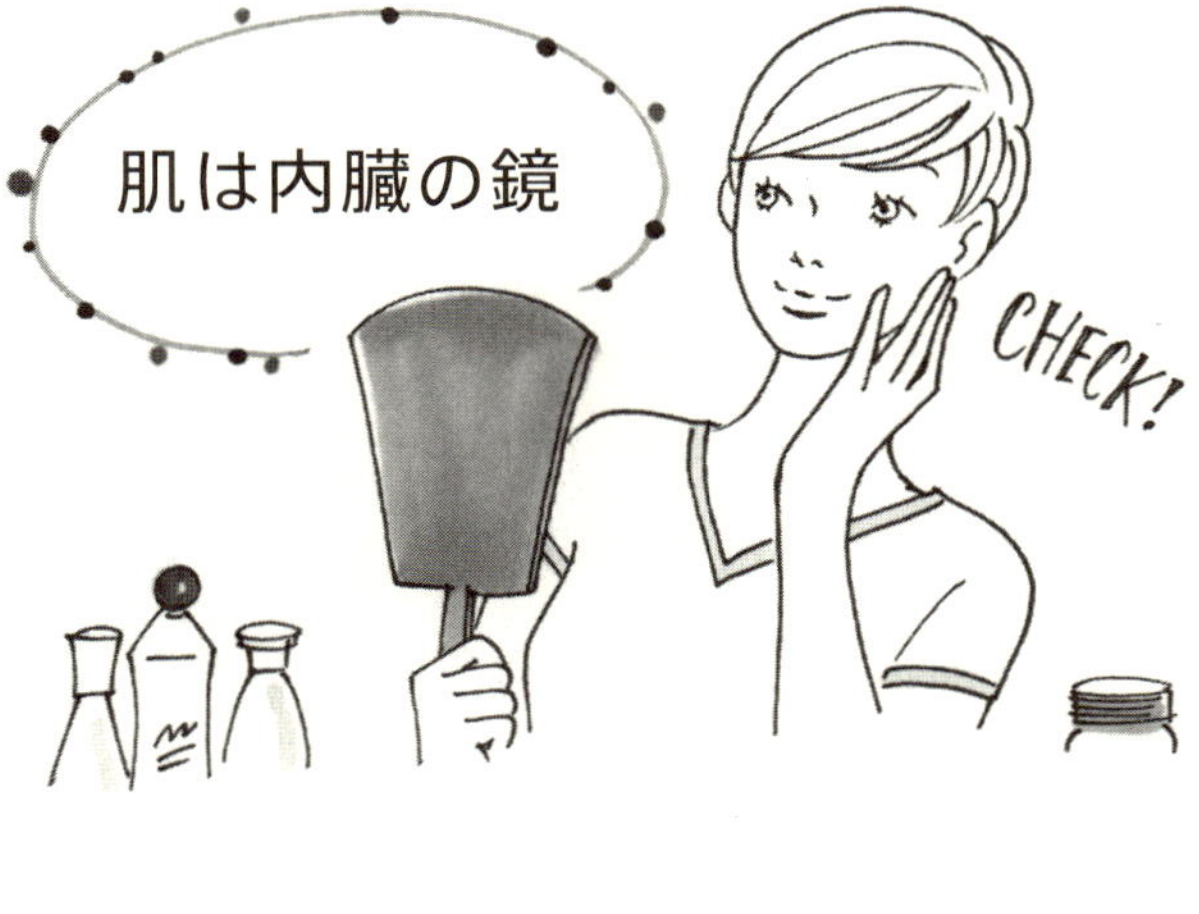

吹き出物のメカニズム

吹き出物と内臓の関係

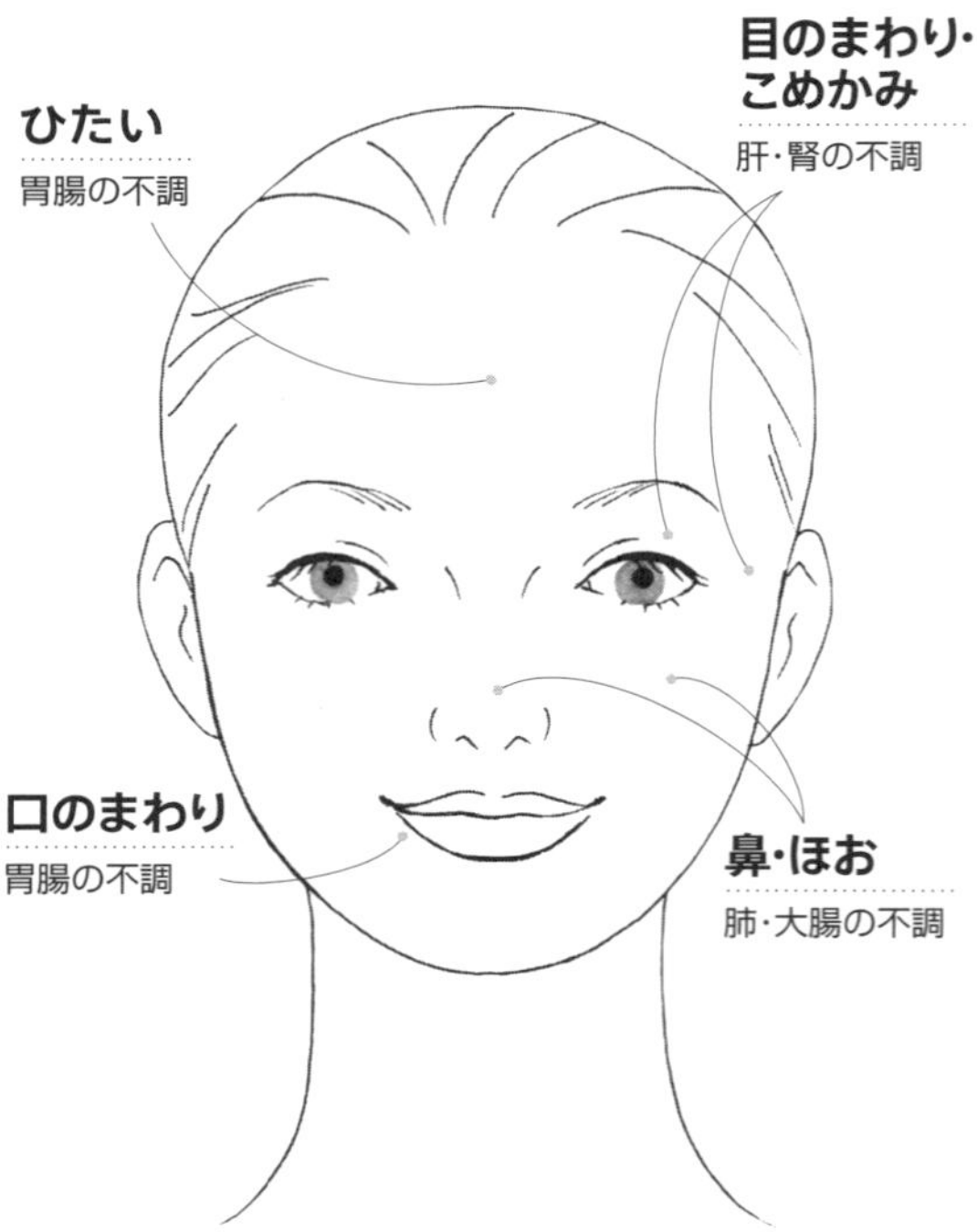
ひたい
胃腸の不調
目のまわり・
こめかみ
肝・腎の不調
口のまわり
胃腸の不調
鼻・ほお
肺・大腸の不調

吹き出物は
過剰な熱と**分泌過多**の
「アンバランス」が原因。

臓器の不調が原因である場合、
吹き出物の出る位置で
因果関係がわかる。

吹き出物はからだのヒートアップ現象

吹き出物やニキビは、化膿性疾患の一つです。なんらかの原因によって、からだによぶんな熱が発生していると、あらわれやすくなります。

たとえば、暖房をつけていると、足もとはゾクゾクと寒いのに、天井に近づくほどあたたかい空気が充満していることがあります。人間のからだも同様で、「熱は上半身に集まる」現象があります。

ニキビは、おもにどのへんにあらわれるか、考えてみるとわかります。

顔以外では、頭皮、胸元、背中ぐらいで、からだの熱が集まりやすい上半身に多く出てきます。つまり、ニキビなどの吹き出物は「熱」と深い関連があるのです。

このからだの熱に「老廃物」という要素が組み合わさると、ニキビや吹き出物という顔症状があらわれます。

老廃物とは、よぶんな栄養分や、分解・解毒しきれなかった毒素などです。

お菓子を食べすぎるとニキビができるといわれますが、とりすぎた糖質や脂質が皮脂の分泌を増やし、細菌の恰好のエサとなるからです。

肉類やお菓子の食べすぎ、あるいは暴飲暴食をすると、消化器官に負担をかけます。消化器官の働きが鈍ると、未消化の食べ物が吸収されるなどして、血液中の異物を増やし、結果的に肌を荒らすのです。

また、吹き出物は寝不足やストレスで、からだが疲労困憊している場合も出やすくなります。肝に疲労がたまることで、血液の浄化機能が落ち、老廃物を排除できなくなるからです。

吹き出物の色でからだの熱がわかる

吹き出物は2つのタイプに分けることができます。真っ赤に腫れて痛みの強いものと、それほど痛みがなく、色が薄くて白っぽい吹き出物です。

このちがいは、「熱の程度」からきています。からだや患部に熱があると炎症は強く、赤い吹き出物ができやすくなります。

比較的、若い人は赤みのある吹き出物ができやすく、年をとった人は、炎症の度合いが低い白い吹き出物が出やすくなる傾向があります。古くから「子どもは風の子、大人は火の子」などというように、年をとれば、からだは冷えやすくなります。石炭の少なくなったストーブと同じで、火の勢いが弱くなるのです。

若い人の吹き出物は、強く腫れあがり、痛みや膿も大きくなります。栄養も潤沢であるために細菌の巣窟になりやすく、それに抵抗しようとする力も強いので、皮膚の上での戦いが激しく起こり、派手なニキビになりやすいのです。

ただし、新陳代謝が活発で抵抗力もあるため、派手なわりには治りも早い傾向があります。

水飲み美容法では血液はキレイにならない

吹き出物が出る背景として、血液が汚れてドロドロになっている状態があります。血行障害や血流の汚れがあることを中国医学では、瘀血《おけつ》といいます。

血液中の老廃物が多くなり粘度を増すと、皮膚の栄養状態や抵抗力が低下し、細菌に感染して吹き出物が出やすくなります。

そこで「血液をサラサラにするには水を飲めばいい」と早合点している人が多いようですが、事実はそれほど単純なものではありません。

最近では、「ミネラルウオーターを1日に2～3リットル飲むと、代謝がよくなり肌がきれいになる」とテレビや雑誌で喧伝されているのを見聞きしますが、体質によっては、水をとりすぎてはいけない人がいるのです。

人の体質には、からだに熱がこもっている「熱」性のタイプと、熱が足りない「寒」性のタイプとがあります。

熱タイプの人のからだは、いわばガンガンに燃えているストーブのようなもの。上に置いたやかんの水は熱で蒸発して、どんどん少なくなってしまいます。このタイプの人は、水をたくさん飲まなくてはなりません。

逆に、寒タイプのからだが冷えやすい人は、いわば火力の弱いストーブのようなもので、このタイプの人が水をたくさん飲むと、やかんの水があふれだし、ストーブの火を消しかねません。つまり、からだを冷やして腎臓に負担をかけ、血液を薄め、胃液を薄めて消化力を落とすなど、いいことはなにもありません。

人には個体差があります。水をたくさん飲まないと水分バランスがとれない人と、少量の水でバランスがとれる人がいるのです。

人間の腎臓は、からだの水分状態を見守っており、水分が少なくなると脳に命じて水を飲むように仕向けます。

ノドが渇いたと感じたなら水を飲み、ほしいと思わなければ飲まない、というのが正しい水のとり方なのです。

思春期のニキビと大人の吹き出物のちがい

成長期は、急速に新陳代謝がさかんになるために、からだの脂肪や老廃物などの処理機能が追いつかないことがあります。

思春期にできるニキビは、代謝と分泌のアンバランスから発生しやすいのです。したがって、思春期の少々のニキビは正常の範囲内です。

一方で比較的、年をとってからできるニキビは、内臓の疲れや栄養バランスの悪さが原因しています。吹き出物をもうニキビとは呼べない年代になったら、生活習慣を見直して、休養をとるようにする必要があります。

シミの発生しやすい顔部位

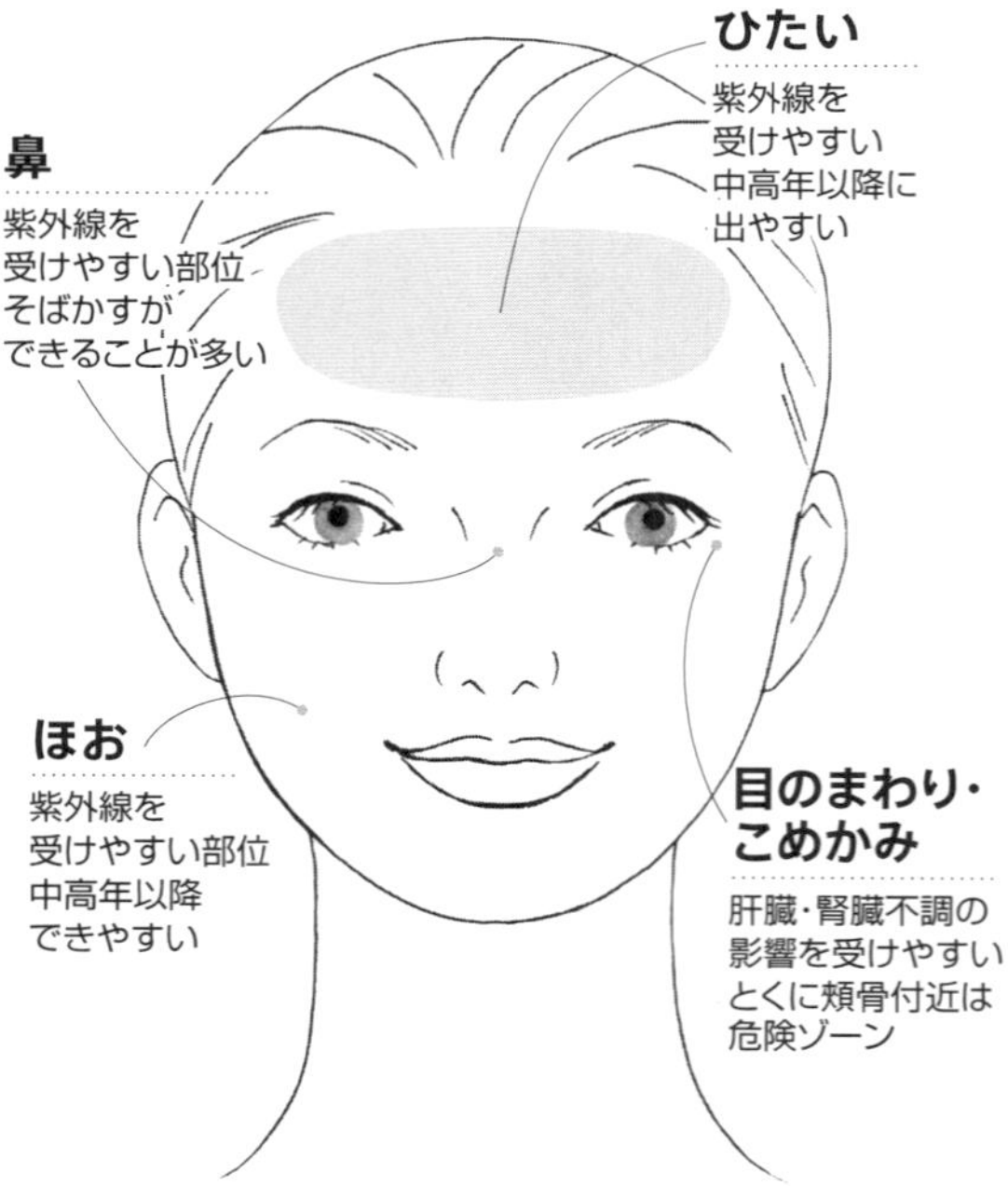
ひたい
紫外線を
受けやすい
中高年以降に
出やすい
鼻
紫外線を
受けやすい部位
そばかすが
できることが多い
ほお
紫外線を
受けやすい部位
中高年以降
できやすい
目のまわり・
こめかみ
肝臓・腎臓不調の
影響を受けやすい
とくに頬骨付近は
危険ゾーン

シミの原因は
血行障害×紫外線×老化。

できてしまった**シミを薄く**するには
血行促進・血液の質改善・肝腎強化
の三本柱。

シミができやすい体質がある

顔にシミができるのは、おもに3つの要因が考えられます。

直接的な原因は、まず「紫外線」。

シミができるのは、おもに顔や手など外部に露出している部分で、胸やお腹など隠れている部位ではほとんど見られません。

太陽を浴びると、有害な紫外線から肌を守ろうとする防御機能が働き出します。紫外線を皮膚の深部まで到達させないよう、表皮の基底層にある色素細胞（メラノサイト）がメラニン色素を生成するのです。いわば、からだ内部を守るために黒い日傘をさしているような状態です。

太陽光線が少なくなり、「日傘」の必要がなくなると、メラニン色素は、表皮細胞といっしょに剥がれ落ち、ふたたび白い肌があらわれます。

シミができる第二の要因は、「血行障害」。

血行不良や血液の質低下が起因しています。血液が老廃物でよどみ、流れが悪くなっている状態は、肩こりや冷えを起こすだけでなく、シミの原因にもつながるのです。

第三の原因は「老化」。年をとると、皮膚の新陳代謝が低下するため、色素が沈着しやすくなります。

血行障害や老化が原因となるシミは、からだの内側から起こるものなので、化粧品などによる外からのケアではカバーしきれません。とくに血行障害によるシミは、からだ全体から治さないかぎり、なかなか改善されないのです。

12時前就寝がシミをなくす近道

シミは紫外線と代謝低下が重なりあうことで出てきますが、とくに強烈な紫外線を浴びなくても、頬骨の上にポツポツと茶色いシミが出現することもあります。

シミのことを「肝斑《かんぱん》」と書きますが、その名前からもわかるとおり、シミと肝臓はつながりがあることが、古くから知られていました。こうしたシミは30代以降にできやすいもので、肝臓の働きが落ちて血液の浄化がうまくいっていないときにあらわれます。

日中のあいだ、肝臓は休みなく脳や全身の筋肉に血液を送りつづけています。肝臓に血液が戻ってくるのは、心身の活動が低下する夜間、つまり睡眠時なのです。

この時間帯に、肝臓は、全身から老廃物を集めてきた血液を浄化します。キレイになった血液に、肝にたくわえられている栄養物を与え、翌日の活動に備えます。

睡眠不足や強い精神的ストレスによって、肝臓の緊張状態が続くと、一連の血液浄化・再生作業がとどこおり、血液はキレイにならず、栄養が不足したまま。その結果、汚れたままの血液が全身をめぐることになります。

血液をキレイにするには、質の高い「睡眠」をとることが、なにより大切です。

質の高い睡眠とは、ただ長く眠ればいいということではありません。

いくら寝ても疲れがとれない——そんなときは、眠りにつくのが深夜だったり、朝遅くまで寝たりと、不規則で自然のリズムに反した睡眠をとっているはず。

私たちが実感する以上に、人間は自然のリズムの影響を受けながら生きています。自然の理にかなわない睡眠は、知らず知らずのうちに疲労を蓄積させているのです。

床に就く時間は、理想をいえば夜10時か11時。遅くとも12時前には寝たいもの。「日付が変わる前に寝る」——この習慣をつけるだけでも、肌の状態はかなりよくなってくるはずです。東京の街に電燈がついたのは、百三十年ほど前のことです。

くすみのメカニズム

くすみやすい顔部位

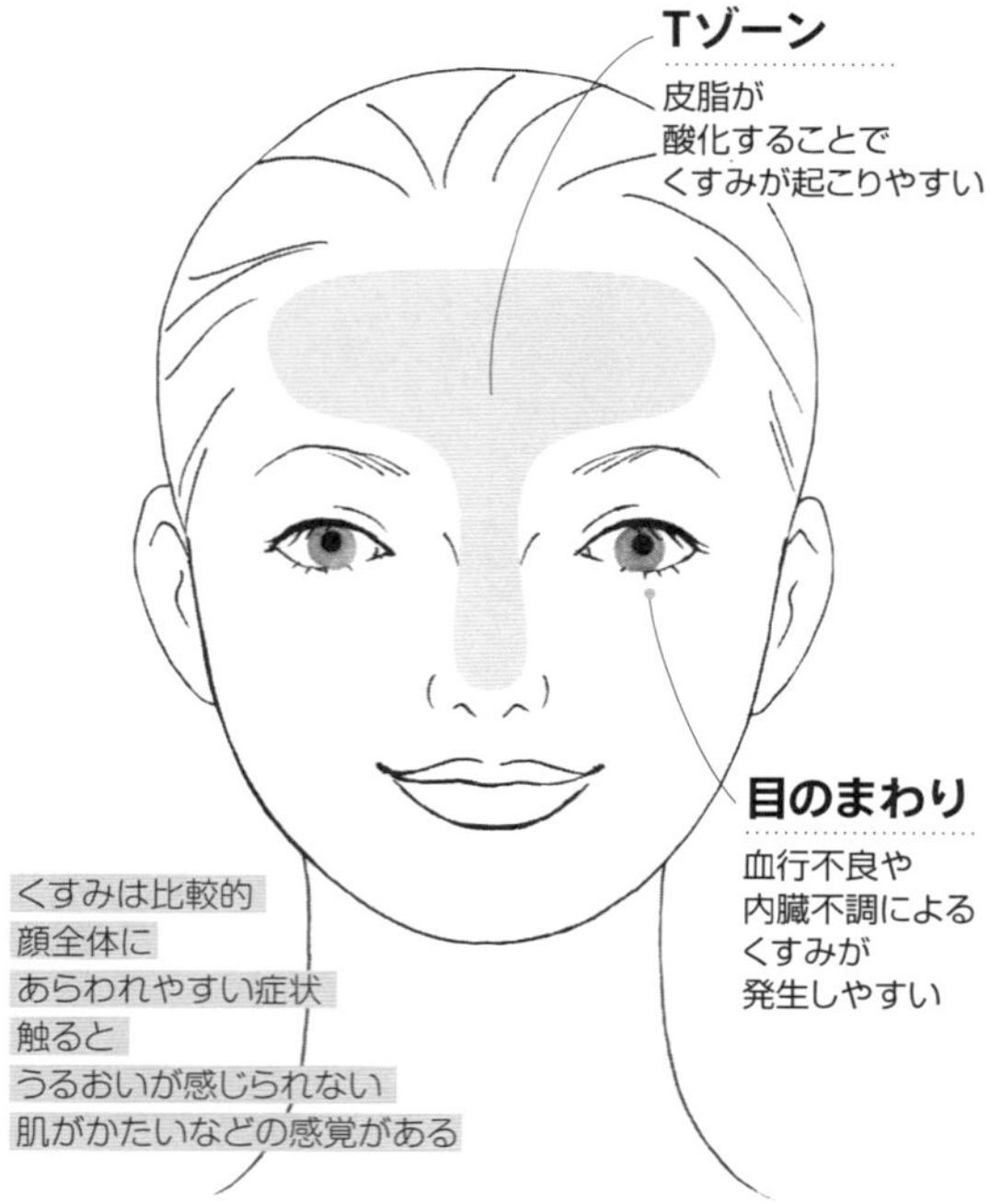
Tゾーン
皮脂が
酸化することで
くすみが起こりやすい
目のまわり
血行不良や
内臓不調による
くすみが
発生しやすい
くすみは比較的
顔全体に
あらわれやすい症状
触ると
うるおいが感じられない
肌がかたいなどの感覚がある

代謝の低下や**血行不良**が
くすみの原因。

月経前は、ホルモンバランスがくずれるので
ますます**「くすみ」やすくなる！**

「古い皮膚」と「古い血」がくすみの原因

年齢を重ねるにつれて、女性を悩ますのが「肌のくすみ」です。

肌のツヤや透明感が失せて、肌が黄ばんだり、黒ずんだりしてきます。くすんだ肌を隠そうと、いくら化粧品をのせたところで、厚ぼったさは増すばかり。この厚ぼったさは、剝がれ落ちるべき皮膚が長く居座っているために起こります。

肌は本来、約28日間ごとの入替制です。表皮下で形成された新しい肌は、2週間かけてじわじわと表皮にまで上がっていきます。そして2週間、外気に触れて過ごしたあと、アカとなって剝がれ落ちます。これを「ターンオーバー」といいます。

下から新しい皮膚が上がってくるのが遅れると、古くなった皮膚がそのまま残ります。乾燥してかたくなり〝肥厚化〟した肌表面は「くすみ」という現象を起こすのです。

若い人でも、疲労や寝不足が重なれば、血液が肌に十分にまわらず、くすみが起こります。ただ、一時的なからだの疲れからくるものは、基本的に、十分な栄養をとって眠れば回復することが多いのです。

中年以降になると、くすみはなかなか消えにくくなります。これは、内臓の老化や疲労と、新陳代謝の低下があるためです。肝臓をはじめとする内臓の疲労が重なり、長期的にターンオーバーが停滞しているのです。

また、冷えや血液の汚れからくる血行障害も、くすみを起こす大きな原因。よどんだ血液は「古血《ふるち》」（瘀血《おけつ》）といいます。

新鮮な血液が十分に循環している皮膚は、血液量が多いために血管が拡がって、肌がうっすらとピンク色をして、透明感があります。

血行不良を起こすと、皮膚の下を流れる血液が汚れて黒ずみ、透度の低いくすんだ肌となります。

「最近、くすみがとれなくなってきた」という人は、肝臓や胃腸の働きをよくし、血液の質と量を高める対策が必要です。つまり、12時前就寝で質の高い眠りを習慣化して、内臓の回復力を高めること。

加えて、レバーやひじき、プルーンなど造血効果の高い食品を意識的にとります。また、冠元顆粒《かんげんかりゅう》、血府逐瘀湯《けつぷちくおとう》などの漢方薬を用いると、体内の血液を増やし、からだが活性化されます。また婦宝当帰膠《ふほうとうきこう》という、飲みよいシロップ剤もあります。

月経前に肌がくすむのはなぜ？

女性のからだの生理機能は、「月経」と切っても切れない関係にあります。

とくに月経前は、体調変化の大きな波が起きており、女性は肌荒れ、イライラ、頭痛、乳房のしこり、むくみなどさまざまな不調に見舞われます。

これらの変化は、すべて女性ホルモンのしわざです。

月経前1週間は、黄体ホルモンが分泌されることで、乳房が張ったり、性的欲求が高まったりします。これはからだが妊娠の準備をしているため。黄体ホルモンは、受精が起こったと想定して、母体を「防護する」働きを始めるのです。

黄体ホルモンは、皮脂を多く分泌させることで肌のバリアを厚くし、メラノサイトの働きを活性化して紫外線から皮膚を守ろうとします。

このため、月経前は肌のくすみが起こったり、吹き出物やシミが出やすくなったりします。

月経前は女性にとっては、肌トラブル要注意期なのです。

食事や生活のバランスのくずれは、すぐさま肌の不調につながります。ただでさえ肌が不安定な時期なので、ふだんより脂っぽいものや甘いものを控える、紫外線に当たらない、睡眠を十分にとることを心がけてください。

そして、月経が終わってから1週間ぐらいは、肌はベストコンディションに近づきます。これは、月経後に分泌される卵胞ホルモンのおかげ。

卵胞ホルモンは、「エストロゲン」といわれるもので、女性の美しさを最大限引き出すホルモンです。肌や髪をつややかにしたり、女性らしいからだの丸みをつくりだすのは、すべてこのホルモンの働きの一部なのです。また、心を明るくします。

大豆に多く含まれるイソフラボンは、エストロゲンによく似た作用があるといわれます。最近は、マメ科のプラエリアの根が、大豆よりはるかに多くのエストロゲンを含むとして美容や健康方面でよく使われています。

月経周期が肌の手入れのカギ

月経を境に、女性の肌は、めまぐるしく変化します。

女性は本来、月経周期に合わせた肌ケアが必要なのです。それには、自分の月経サイクルを把握することが大切です。

月経日から2週間ぐらい前、からだは高体温期になり、黄体ホルモンの分泌が始まります。

皮脂の分泌が高まっているので、この時期に栄養価の高いクリームを使っても、あまり浸透せず、肌を疲れさせるだけ。肌は分泌物でいっぱいの状態なのです。月経前は、洗顔を十分おこなって汚れを落とし、なるべくシンプルケアを心がけるのが、いちばん効果的です。

ただし、メラニンの働きが活発化しているので、シミやそばかすが発生しやすい時期でもあります。紫外線対策は、いつにもまして徹底する必要があります。

月経中の1週間は、からだの血液が減少し、いよいよ肌の抵抗力が弱ってきます。

この期間は、刺激の強い化粧品やはじめて使う化粧品、パーマ、カラーリングは一切禁止。保湿に気をつける程度にとどめます。

そして、月経後の1週間は低体温期となり、エストロゲンの働きで肌が若返っているとき。代謝がよいので栄養もぐんぐん吸収し、抵抗力も十分。

栄養価の高いクリームやはじめてチャレンジする化粧品は、この時期に封を開けるのが正解です。肌質に合ったものなら、高い効果が期待できます。

くすみには全身運動やマッサージが効く

くすみの原因は、内臓の疲労や古血、月経不順だけではありません。からだの冷えや運動不足からくる「血行不良」も大きな原因の一つです。

したがって、くすみの予防と改善には、「血行改善」が欠かせません。

血行をよくして、肌の老廃物の排泄と、肌への栄養補給をスムーズにすることで、あらゆる肌トラブルは回復に向かいます。血液は、最高の総合基礎化粧品なのです。

運動やマッサージで血行を改善する方法は、くすみへの根本的な改善法でもあり、対症療法としても十分に効果を発揮します。

たとえば、朝お化粧をする前にくすみを感じたら、肩や首のマッサージをしたり、軽く運動をしたり、入浴したりして血行をよくすれば、くすみが消えて透明感のある肌に近づきます。くすみの根本的な解決も、それと同様のことを継続的におこなえばよいのです。

朝のひととき、あるいは寝る前に軽い運動やマッサージの習慣をつけると、老化の目じるしである「くすみ」を遠ざけることができるのです。

血行改善には、丹参《たんじん》や当帰《とうき》、紅花《べにばな》などの生薬も有効で、冠元顆粒《かんげんかりゅう》など多くの漢方処方があります。専門家と相談してからだに合うものを選ぶようにしましょう。

顔のくすみに効く首肩体操

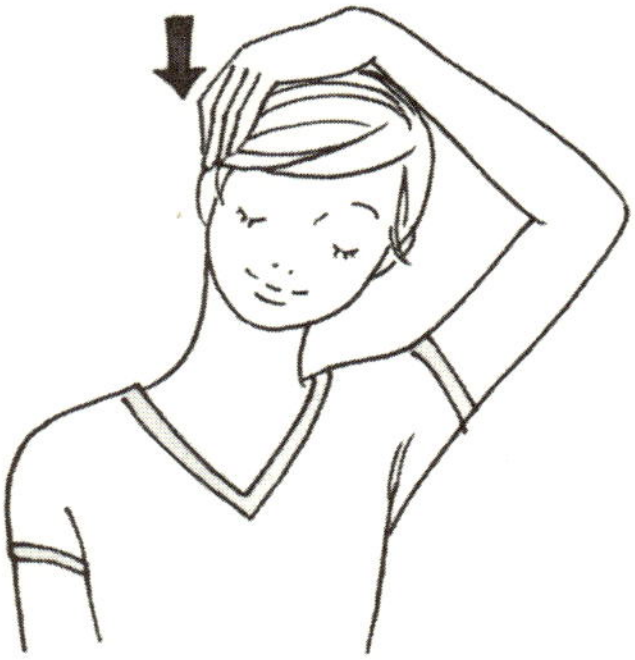

首を前前左右に倒して
手で押す

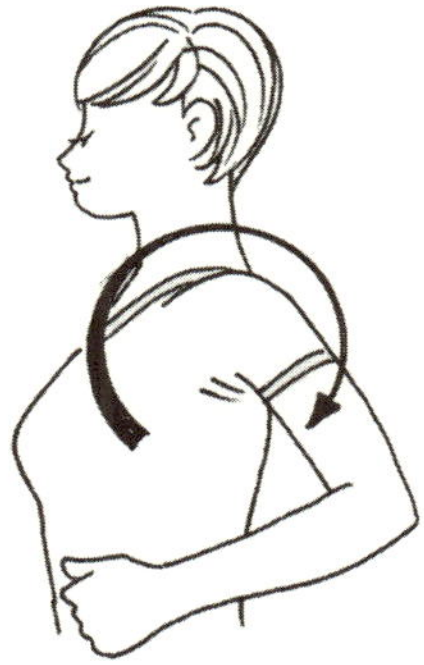

両肩を前回し30回、
後回し30回まわす

脂性肌のメカニズム

脂っぽくなりやすいのはココ！

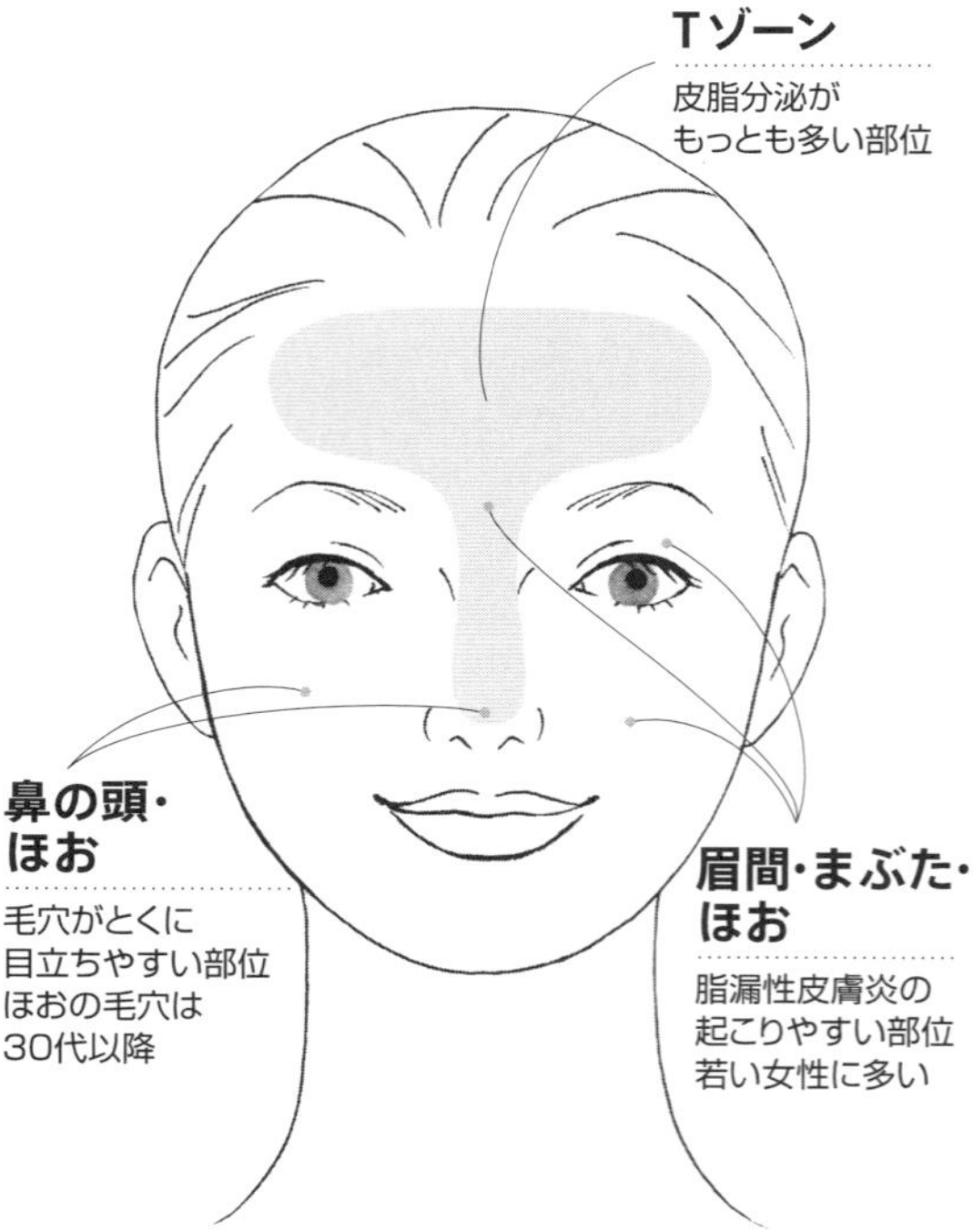
Tゾーン
皮脂分泌が
もっとも多い部位
鼻の頭・
ほお
毛穴がとくに
目立ちやすい部位
ほおの毛穴は
30代以降
眉間・まぶた・
ほお
脂漏性皮膚炎の
起こりやすい部位
若い女性に多い

脂漏性皮膚炎とは？ 季節の変わり目に出やすい症状で
赤みが出てかゆみをともなう。自分の皮脂にかぶれている状態

脂性肌・毛穴の原因は、
代謝の低下にあることが多い。

食事のバランスを整えて
運動や**睡眠**で
肌サイクルを正常に。

中年特有の「テカリ」はなぜ起こる？

新陳代謝がさかんな思春期は、肌が脂っぽくなりやすい時期です。しかし、30代、40代でも、肌の脂っぽさがかなり目立つ人がいます。中高年のおじさんも若い女の子に「脂ぎっている」と嫌われたりします。じゃあ、おじさんの肌は「青春のまっただなか」にあるのかというと、ちょっとちがいます。

中年の脂性肌は、10代の脂性肌とは、原因が正反対なのです。

10代の場合、新陳代謝が活発であるために皮脂分泌が増えて、肌が脂っぽくなります。

一方、中年の場合、新陳代謝が落ちるために、皮脂分泌が増えている状態にあるのです。

これは「中年太り」と同じメカニズム。エネルギーを燃焼させるパワーが落ちてしまうため、よけいな脂質をからだにため込んでおり、皮膚から排出して「処理」しているのです。

まず第一に、見直さなければならないのは、食生活です。

10代、20代は基礎代謝が活発なので、カロリーの高い食事をとっても十分燃焼されますが、30代以降も同じような食事を続けていると、カロリー過剰となって、肥満や脂性肌という症状を起こしやすくなります。中年の脂性肌とは、生活習慣病ならぬ、生活習慣肌なのです。

また、中国医学では、脂肪はからだの中のよけいな水分の一種とみなすことがあります。このため、中年以降の皮脂の異常分泌は、泌尿・生殖器をつかさどる腎のおとろえが背景にあるとも考えられています。

毛穴の悩みを徹底解明する

「毛穴が目立つ」「角栓ができる」「毛穴が黒ずんでいる」——毛穴のトラブルは、肌の悩みの中でつねに上位を占めています。

なかでも毛穴が詰まってできる「角栓」は、いろんな化粧品を使っても、なかなか解消しない肌トラブルです。

「角栓」の原因として、よくあげられるのは皮脂分泌の過多。多くの美容法や化粧品も角栓対策に「皮脂の除去」を中心にすえています。

これは間違いではありませんが、じつは、これだけでは不十分なのです。皮脂の分泌過多だけが問題症状なら、肌は脂っぽくテカテカになるものの、角栓はできません。角栓という皮脂の固形物が形成されてしまうのは、角質層の角化物が混じるから。古い皮膚が肌に残っていて、それが皮脂と混じり、固形物となって毛穴に詰まってしまうのです。

つまり、角栓ができるのは「皮脂分泌の過多」と、「ターンオーバーの停滞」という2つの要素が重なっているためです。

さらに脂っぽい肌は、皮脂や老廃物の酸化、腐敗が早く起こります。このため、角栓が黒ずみ、毛穴が黒ずんで見えるのです。

トラブルのメカニズムが解明されれば、おのずとその処方箋は見えてきます。

毛穴トラブルは、まず食事から。肉類やお菓子、スナックなど脂っこいもの、甘いものを極力減らすこと。また、ハトムギ（薏苡仁《よくいにん》）は、角栓の除去に効果があります。さらに、運動や質の高い睡眠をしっかり生活のサイクルに組み込んで、肌のターンオーバーを正常に近づけること。

この2つに気をつければ、毛穴のトラブルは解消できるはずです。

乾燥肌 のメカニズム

乾燥しやすいのはココ！

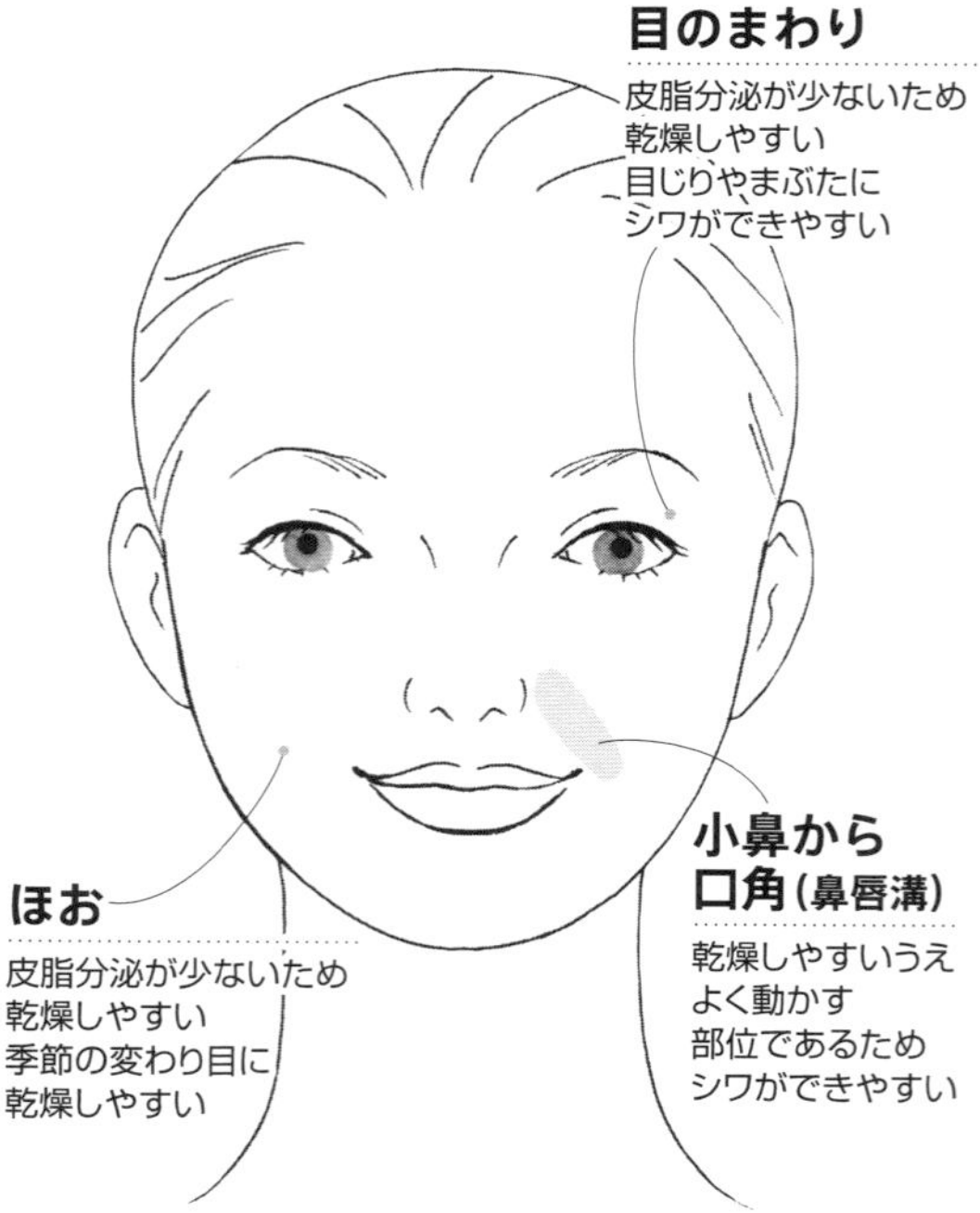
目のまわり
皮脂分泌が少ないため
乾燥しやすい
目じりやまぶたに
シワができやすい
ほお
皮脂分泌が少ないため
乾燥しやすい
季節の変わり目に
乾燥しやすい
小鼻から
口角（鼻唇溝）
乾燥しやすいうえ
よく動かす
部位であるため
シワができやすい

乾燥肌の原因は**貧血**から くることもある！

乾燥肌は、肌が**栄養失調状態**にある。
肌の**回復力**が落ちているので、
敏感肌になることも。

「老化」と、検査にあらわれない「貧血」が原因

赤ちゃんの肌がしっとりとして、みずみずしいのは、からだの80%が水分で占められているためです。

もぎたての果物はジューシーですが、日数が経つにつれて、だんだんしなびてきます。人間も同様で、年齢とともに、からだの水分は失われ、乾燥に向かいます。これは生命あるものに共通した宿命なのです。

乾燥対策として化粧水やクリームによるケアも効果的ですが、これはあくまで対症療法です。

乾燥肌の改善は、「からだの内側からうるおしていく」方法をとらないと、目に見えるような大きな変化は訪れないのです。

老化からくる乾燥を改善するには、生命エネルギーとからだの水分調整を担当する五臓の「腎」の強化が効果的です。

若い人の乾燥肌は、貧血と、血行不良による皮膚の栄養失調が考えられます。

血液が末端まで十分にいきわたることで、酸素や水分、ホルモン、栄養素、ミネラル分が皮膚に届けられます。貧血は、この血液の絶対量が少ない、あるいは含まれる成分が薄いため、肌が十分に養われないのです。また、貧血は血が少ないので、血行不良も併発しやすくなります。

乾燥肌だけど、血液検査で貧血と判定されたことはありません――という人もいるかもしれません。

西洋医学でいう「貧血」とは血液検査の結果、ヘモグロビンの値、赤血球数が一定の基準以下であることなどを指します。中国医学でいう「貧血」はもっと広い概念をもっています。

中国医学では、顔色が青白い、乾燥肌、皮膚が薄い、唇や舌の色が白っぽいなどの顔症状と、立ちくらみや動悸、息切れしやすい、疲れやすいなどの自覚症状があれば、それは「血虚《けつきよ》」といわれ、実質的に「貧血」とみなされるのです。

「未病を治す」という予防的観点に重きをおく中国医学では、「貧血症」という具体的な病名がつく以前の症状をも、治療の対象としているのです。

ほかの病気にも共通することですが、検査の数値が異常値を示さなくても、あきらかに症状があらわれている場合は、病気として早急に治療するべきです。検査数値だけに頼るのではなく、症状から早期に病気を自覚することが、自分の健康を守ることにつながるのです。

肌の乾燥が敏感肌を呼ぶ

食欲不振や胃腸障害などが原因で、からだの栄養状態が悪くなると、疲れやすくなり、ちょっとしたことで体調をくずします。

「敏感肌」も同じで、皮膚の栄養が不足すると、皮膚がやせて薄くなり、乾燥して過敏になります。すわなち、化粧品や石鹸の刺激に負けやすくなるのです。

元気で丈夫な肌なら洗顔によって皮脂が奪われても、すぐに皮脂を分泌して保護することができますが、乾燥肌では分泌が追いつかず、かさついて肌荒れなどの症状を引き起こします。

敏感肌は、生まれもった肌質というより、栄養障害による「肌の乾燥」が原因であることが少なくないのです。

アレルギー肌のメカニズム

アレルギーの起こりやすい部位

目のまわり・眉毛
目の下にシワが寄ることがある（デニエ兆候）
かきすぎなどが原因で眉毛が抜けることも
ひたい・目・ほお
アレルギーによるかゆみが出やすい
皮膚が赤黒くなったりかたくなったりする
首
首の横シワ部分に顕著にあらわれる

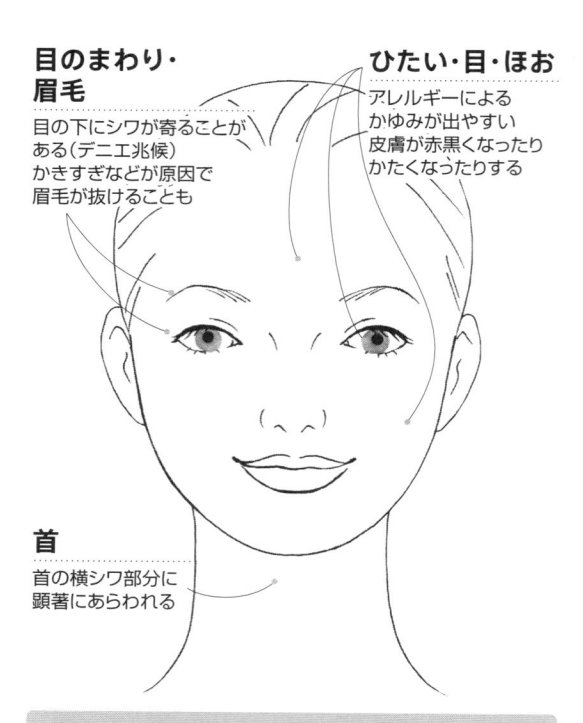

かゆみがアレルギー肌を治す。

かゆみは**抵抗力**を身につける**学習過程**。
からだが健康なら、
アレルギー症状は抑え込める。

アトピーはほとんど治る

アトピー性皮膚炎は、治りやすい皮膚疾患です。

一般的に、治りにくいと誤解されている風潮があるのは、ステロイドホルモン（副腎皮質ホルモン）剤の乱用によって、ステロイド皮膚症という状態に追い込まれている人が多いためです。

もちろん、アトピー性皮膚炎であっても、食物アレルギーが強い場合は、治療が容易でないこともあります。

しかし、治療に要する時間や難易度のちがいはあれども、ほぼ治る疾患といっていいでしょう。

ひじょうに治りにくいのは、ステロイドホルモン剤によって、自然治癒力をいちじるしく低下させてしまった患者さんです。

ステロイド剤をつけると、炎症がおさまり一時的にかゆみはなくなります。

しかし、アトピーによる「かゆみ」をあまり敵視しないようにしていただきたいと思います。

かゆみがあると、人のからだはかゆみを治そうと努力します。

その努力の結果、かゆみや炎症を抑えるステロイドを分泌する副腎の機能が刺激され、みずからの力で治っていくのです。

ステロイド剤を使いすぎると、副腎がみずからのステロイドを分泌する機能が徐々におとろえてくる可能性があります。いわゆる「廃用性退縮」という状態で、使わなくなった器官の機能がおとろえ、萎縮し退化していくことを意味します。

食物アレルギーの場合も、アレルギー症状がからだに強いダメージを与えるような事態は薬剤などを用いて回避する必要がありますが、湿疹をまったく起こさないところまで食物除去を強化するのは、行きすぎといえます。

「かゆみを利用してかゆみを治す」というのは、人体の治る力を考えれば当然の考え方なのです。その意味で、乳幼児期のアトピーは、いわば汚れた世の中で生活していくための試練――学習の過程と考えています。

ステロイドホルモン剤は、ひどいかゆみや気管支ぜんそくなどを起こしているときは必要です。しかし、比較的軽いものなら医師に相談しながら、ごく少量、できるだけ少ない回数にとどめるよう努力するべきです。

ステロイド剤は、根本から治す薬ではなく、単に症状を一時的に抑えるだけの作用しかないのです。

からだを治すのは、漢方薬を含め薬物が本命ではなく、人間のもっている自然治癒力であることを肝に銘じるべきです。

内臓強化でアレルギーを封印する

五臓のうち、からだの表面の皮膚や粘膜によって、外敵からからだを防衛するのは「肺」です。中国医学では、「肺」に含まれるのは、鼻、ノド、気管、気管支などの気道、肺胞、および皮膚です。

皮膚が肺の一部というと、ちょっと意外な感じがするかもしれません。

しかし、直接、空気に触れてウイルスや細菌、異物からからだを守っているという意味では、肺と同じ働きをしているのです。また、皮膚も肺と同じく、わずかであっても呼吸、つまり「皮膚呼吸」をしています。

実際、アレルギー性皮膚炎を起こしている人は、アレルギー性鼻炎や気管支ぜんそくも併発していることがよくあります。

アレルギー性の皮膚障害の代表といってよい「アトピー性皮膚炎」は、中国医学的には、おもに呼吸器系の障害の一つです。中国医学の経験則によると、呼吸器系は消化器系に守られています。

アレルギーの発症を抑えるには、肺を強くして皮膚の免疫力を向上させること、胃腸の働きをよくして丈夫な皮膚粘膜をつくれるようにすること、などが必要になります。

また、皮膚炎、鼻炎などの「慢性病」は、すべて五臓の腎の虚弱と関係があります。つまりは、生命エネルギーをつかさどる腎の働きが落ちているために治りにくくなり、慢性化するわけです。八仙丸《はっせんがん》などの補腎薬をベースにします。

要約すると、アトピー性皮膚炎は、呼吸器（鼻・ノド・気管・気管支・肺胞・皮膚）のトラブルであり、その背景に消化器（胃腸）と腎（ホルモン・免疫系）があることになります。（左図参照。五臓の相互関係は164ページ以降参照）

治療は、この3つの内臓系を強め、自然治癒力を高めるという方法をとります。

いわゆるアレルギーマーチといわれる、乳幼児期はアトピー、学童期あるいは成人期で慢性鼻炎から気管支ぜんそくへ——と、連鎖的にアレルギーが起こる現象は、病気が皮膚から肺へと深く侵入している状態。そうなる前に、ストップすることが大切です。

アレルギー体質というのは、いわば遺伝的な体質ですが、季節や体調によって症状が変化することからわかるように、五臓の健康状態や環境が大きくかかわっています。

中国医学では「内臓が健全であれば、多くの遺伝的素因、悪い性質は隠蔽《いんぺい》することができる」という考え方があります。

治療に時間はかかりますが、アトピー性皮膚炎をはじめとするアレルギー症状は、からだ全体を健康にしていくことでかならず治るものなのです。

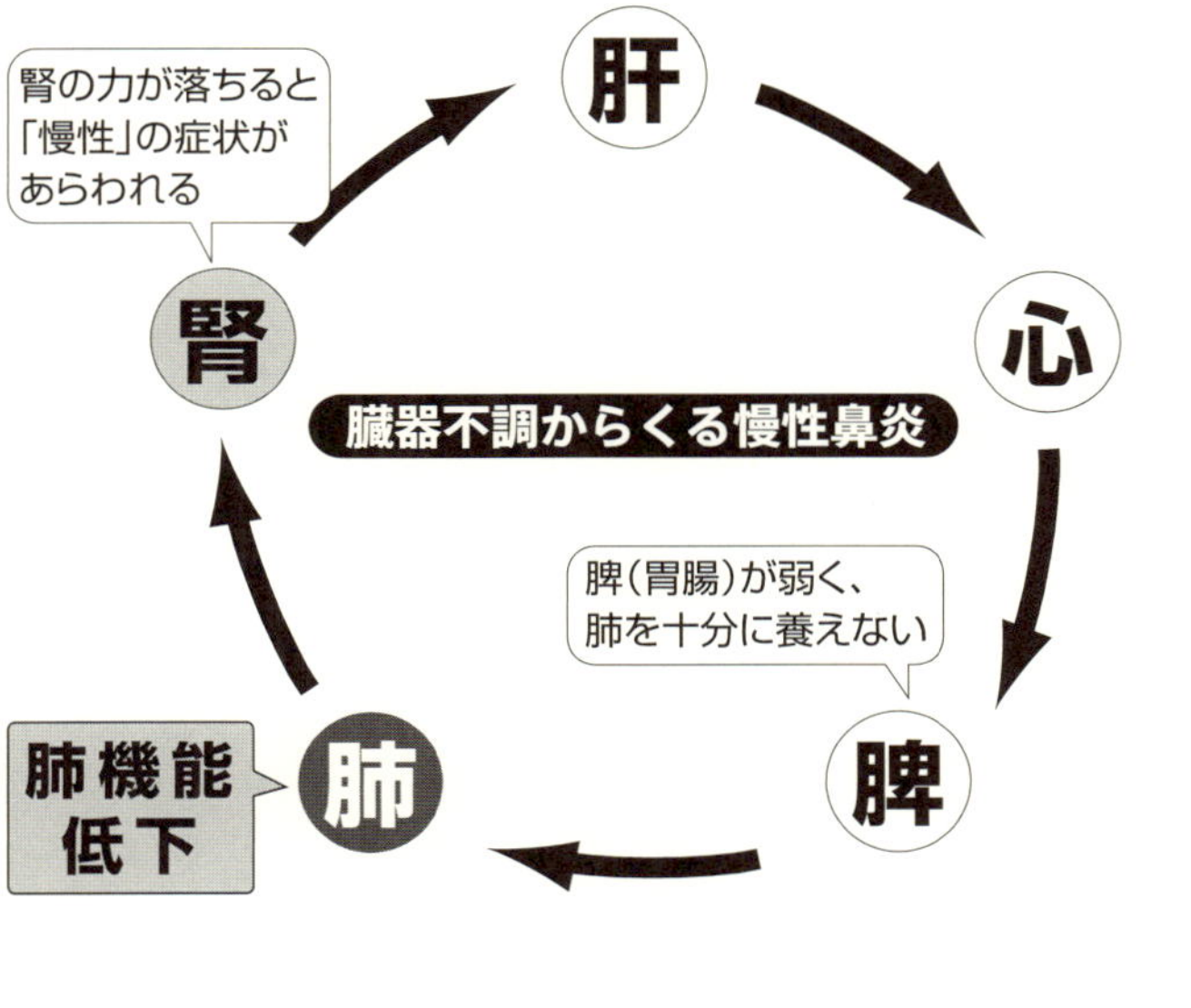
肝
心
脾
肺
腎
臓器不調からくる慢性鼻炎
腎の力が落ちると「慢性」の症状があらわれる
脾（胃腸）が弱く、肺を十分に養えない
肺機能低下

たるみのメカニズム

たるみはココにあらわれやすい！

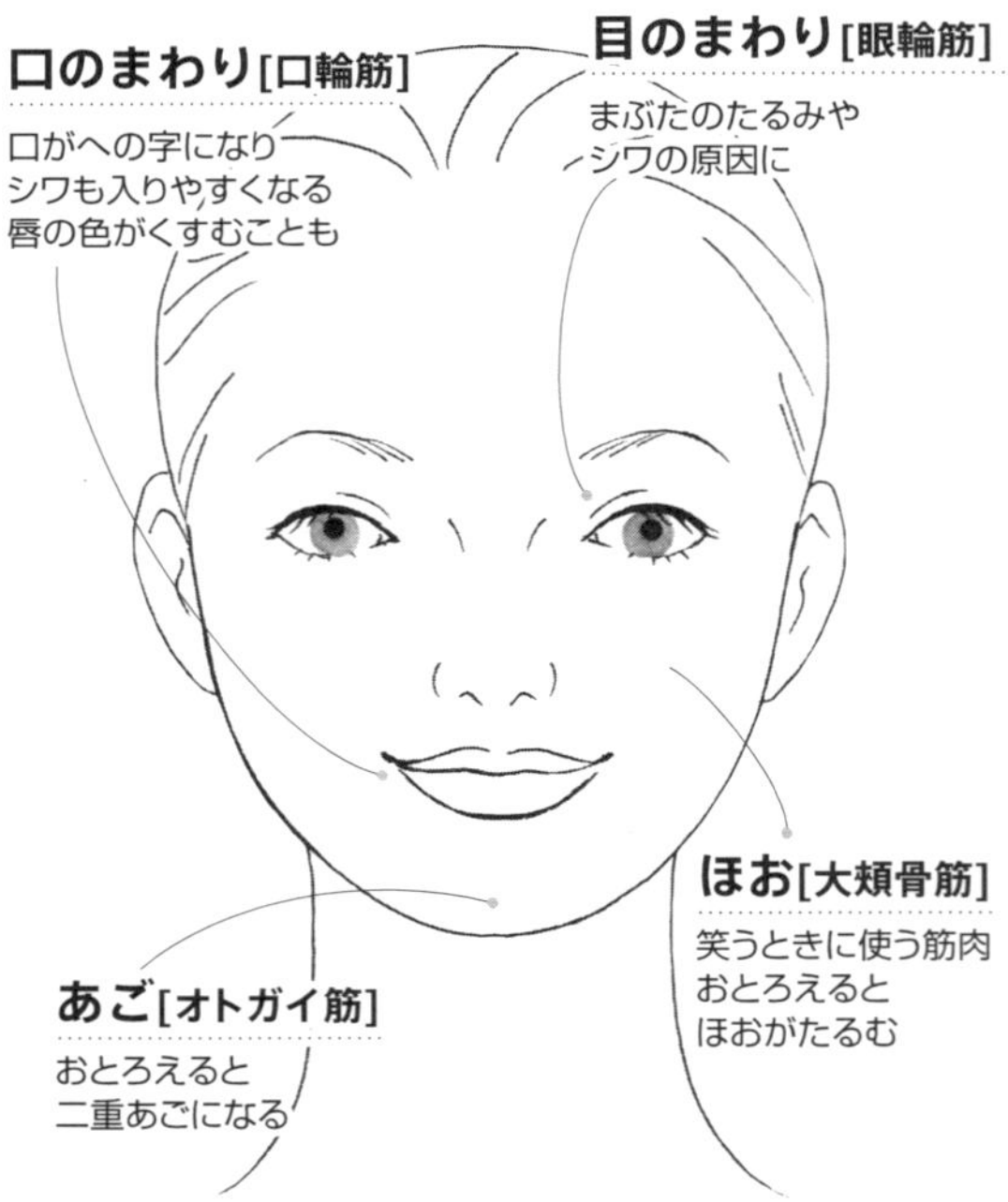
口のまわり[口輪筋]
口がへの字になり
シワも入りやすくなる
唇の色がくすむことも
目のまわり[眼輪筋]
まぶたのたるみや
シワの原因に
ほお[大頬骨筋]
笑うときに使う筋肉
おとろえると
ほおがたるむ
あご[オトガイ筋]
おとろえると
二重あごになる

たるみの最大の原因は
筋肉のおとろえ。

胃腸が弱いと、全身の**筋肉**が弱くなり、
たるみという顔症状を生じやすい。

老けて見える最大の原因は「たるみ」にあった！

同じ年齢でも、「若く見える人」と「老けて見える人」がいます。

年齢は服装や髪型、姿勢、メイクなどで、遠目にはごまかすことができますが、ぐっと近づけば、肌の質感、肉づきでなんとなくわかってしまうもの。若く見えるかどうかは、もっと根本的なところにあるのです。

老けて見える最大の原因は「たるみ」です。

顔にたるみが生じると、顔の輪郭がくずれ、整っていた顔立ちもくずれて、ぼんやりとした印象になります。肌質は、毛穴が拡がってキメが粗くなります。たるみのあらわれた顔は老けて見えるだけでなく、やつれて見えたり、暗い印象を与えかねません。

さらに、老化現象が加速すれば、今度はたるみのラインにそってシワが刻まれてしまいます。

たるみは顔のシルエットそのものを変えてしまうわけで、肌のくすみや肌荒れよりも如実に年齢を語るのが「たるみ」なのです。

たるみは水面下で進行する

皮膚と皮下脂肪は、筋肉によって支えられています。たるみは30代前半ぐらいから始まりますが、はじめは自覚症状はほとんどなく水面下でじわじわ進行していきます。強いていうなら、「毛穴が開いてきた」「肌の透明感が失われた」と感じられるのが、たるみの前兆です。30代になると、肌内部でハリを保つコラーゲンと水分が低下し、筋肉のおとろえが起こり、フェイスラインがくずれやすくなります。

根本的な問題は「胃腸」と「腎」にある

たるみが起こるのは、老化現象の一つで、年齢とともにあらわれてくるものです。しかし、同じ年齢なのに、いまだ肌がピンとしている人もいれば、目に見えてたるみが始まっている人がいるのはなぜでしょうか。その原因は、表情グセや食事のバランス、ストレスなど、いろいろありますが、体質的な要素が大きく左右しているのです。

じつは、たるみを引き起こす原因は、「胃腸」にあるのです。たるみが早くからあらわれるのは、胃腸虚弱の人に多い顔症状なのです。

胃腸が弱いと栄養吸収が不十分であるため、全身の筋肉が弱い傾向にあります。当然、顔の筋肉も弱いため、たるみ症状が早いうちから出てくるのです。こうした人は、内臓の筋肉も弱いため、同時に胃下垂などの内臓下垂を起こしていることがあります。

体格からいうと、からだが細くてなかなか太れないタイプ、あるいは、ぽっちゃりとした色白の水太りタイプの人は、たるみやすい傾向があります。

反対に、筋骨がよく発達して肉づきがいい人は、中年になっても比較的たるみは目立たず、肌にハリがあります。これは全身の筋肉がしっかりしているためです。

美容液やマッサージでたるみと戦うのもけっこうですが、それより先にやらなければいけないのは、胃腸の強化。外からの美容法より、内からおぎなっていったほうが、美容的にも健康的にも利するところが大きいのです。

また、たるみは水分代謝を担当する五臓の腎とも関係があります。五臓の腎は「水臓」ともいわれ、体内の水分コントロールセンターです。腎が弱くなると、からだの水分の保持ができなくなり、肌がうるおいとハリを失うことで、顔面がやつれるのです。

むくみのメカニズム

むくみからわかる内臓不調

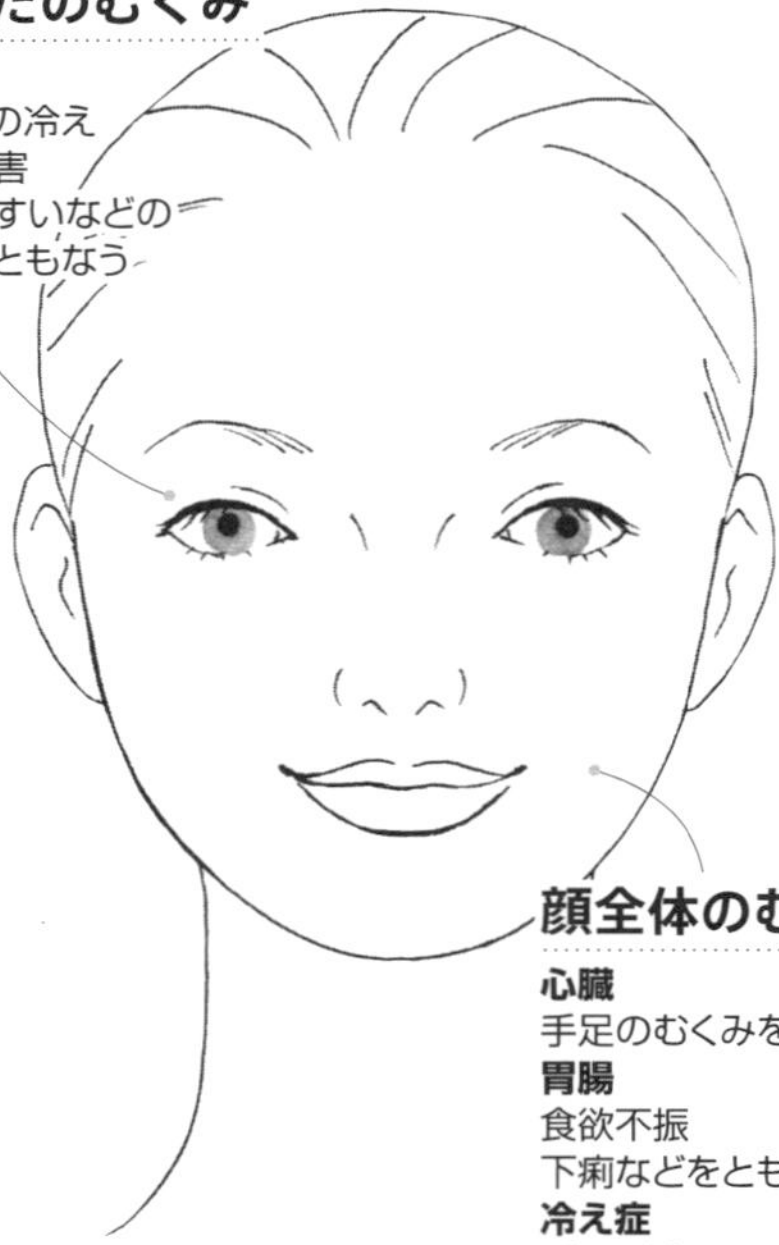

まぶたのむくみ

腎臓
からだの冷え
排尿障害
疲れやすいなどの
症状をともなう

顔全体のむくみ

心臓
手足のむくみをともなう
胃腸
食欲不振
下痢などをともなう
冷え症
手足が冷える
夕方になると足がむくみやすい

内臓不調からくるむくみは、
腎臓・心臓・胃腸のいずれか。

女性は**冷え症**が原因でむくむこともある。
体温が低いので
過剰な水分が放出されにくいため。

内臓不調からくるむくみは3タイプ

内臓の不調によるむくみは大きく分けて、腎、心、胃腸（脾）が原因と考えられます。

急性のむくみで目が腫れぼったくなるのは、急性腎炎など腎臓の病気によるものです。急性期には、ノドの腫れなどの風邪症状が頭部に起こるため、初期に顔面がむくむものと考えられます。腎臓が弱ると排尿障害のために水分が停滞し、顔がむくむのです。

心臓の衰弱からくるむくみは、心臓の血液循環の力が低下して、まずはじめに、心臓からもっとも遠い足からむくみが生じているのが特徴です。

胃腸の不調によるむくみは、胃腸の水分を吸収してめぐらせる働きが弱まっているため。胃のむかつき、胃内停水、食欲不振、下痢ぎみなどの症状をともないます。

筋力低下が「むくみ」を生む

とくに目立った内臓の不調がなくても、顔やからだのむくみが生じることがあります。

朝起きると、目や顔がむくんでいたり、夕方になると脚がパンパンにむくむ、手指がぽってりとするタイプです。

その原因は、自覚症状のない胃腸の虚弱に加え、からだの「冷え」。

このようなタイプのむくみは、圧倒的に女性に多いのです。それは、女性は男性に比べて、筋肉が弱いため血液が循環しにくいからです。

筋肉の発達が悪いと、筋肉でつくり出される熱も少なく、「冷え」が起こりやすくなります。からだが冷えると、からだの水分がなかなか蒸発されないので、よけいな水分をためこむことになります。

一方、筋肉が発達している人は、冷えにくく、むくみにくいといえます。

筋肉が弱い人は、毎日の生活に軽い運動を取り入れて、筋肉によく血液がめぐるようにすることです。急に無理なトレーニングをする必要はなく、たとえば1日30分程度のウォーキングをするだけでも、循環がよくなります。それだけでも冷えとむくみはかなり改善されるはずです。

また、筋肉がつきにくく、冷えやすいタイプの人は、胃腸が弱いことが多いので、よく噛んで胃腸の消化を助けることも大切です。

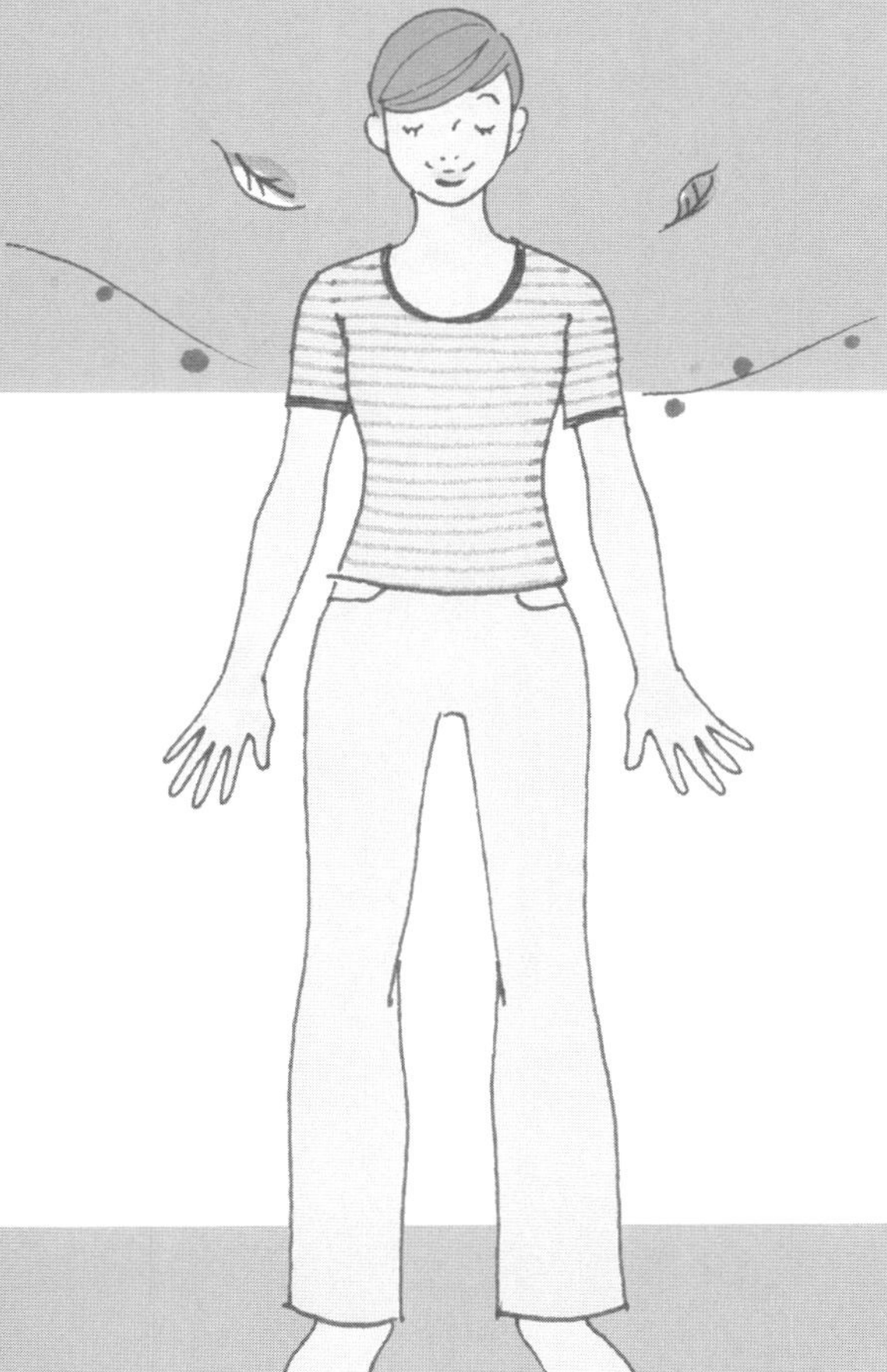

第3章

顔とからだの相関関係を解き明かす

からだをあつかう東西の医学

1〜2章で説明してきた顔チェック方法は、中国医学の診断法にもとづくものです。中国医学というと、どこか迷信めいた難解な学問で、西洋医学とはまったく異なるものと先入観をもっている方も少なくないかと思います。お恥ずかしいことですが、中国医学の現場に40年近く身をおいてきた私ですらも、じつは学生時代は「漢方医学＝迷信」という信念の持ち主でした。

大学の薬学部で学んでいた頃は、西洋医薬学一辺倒で、漢方なんて怪しげなものにはできるだけ近づくまいと心に堅く決めていたのです。親しい教授ですらも、漢方医学の話をしているところに私がやってくるとぴたりと話をやめるほどの、徹底した漢方アレルギーだったのです。

しかし、人生とはわからぬもので、社会に出て、薬剤の輸入にかかわる仕事に就くなかで、とうとう漢方薬の輸入業務にも巻き込まれることになりました。ちょうど日本と中国の国交が正常化し、本格的に医薬品の対中貿易が始まろうという時代でした。

漢方薬の知識などまったくなく、毎日のように中国から送られてくる漢方薬の山に頭を悩ませていたときです。1972年の秋、仕事で中国に行くことになり、北京の街でふと足を踏み入れた書店で中国医学のコーナーを見つけたのです。

そこにはぼう大な数の中国伝統医学（中医学）の医学書がありました。本を手にとって頁をめくってみると、中国語をほとんど解さない私ですら、そこに詳細で精緻な世界が広がっていることが感じとられました。そこで、中国医学を知ってみようという気持ちになったのでした。

その日購入したトランク2つぶんの中国語の医学書を日本に持ち帰り、2年かけて辞書片手に格闘しました。すると、中医学とは何千年にわたる人類の健康を守るための研究の蓄積であり、論理的で理にかなっていることがふつふつとわかってきたのです。

西洋医学と中国医学の双方を行き来した私に言えることは、両者はけっして対立するものではないということです。むしろ協力しあうべき関係があるのです。

西洋医学は対症療法の一部や手術、検査能力において、中国医学にまさるものがあります。しかし、おもに病気になった人だけを対象とする方法であり、合成医薬品を用いる療法では、身を切り刻むような辛い治療や副作用、再発などの困難を避けることはできません。最新の検査機器、手術……と医学がいかに進歩しても、その一方で、病に悩まされる人は増えつづけ、医療費は膨らむばかりという現状があることは、皆さんもご存じのことでしょう。

こうした西洋医学の限界を打ち破るものとして、予防や全身管理に重きをおく中国医学の存在があるのではないかと思います。病気の人が、あるいは健康でありたい人が、必要に応じて西洋医学と中国医学を上手に使い分ける、そんな世の中になればいいと思います。この本では、中国医学の知識だけに片寄るのではなく、西洋医学で解明されてきた人体のメカニズムも取り入れて、顔からからだを知る方法を紹介しています。

ひとまず、この章では「顔症状からからだを読みとる」中国医学の理論を皆さんにわかりやすく、身近な言葉に置き換えて説明したいと思います。

「見る・嗅ぐ（聞く）・問う・触る」で、からだを知る

顔からからだの状態を知るための理論は、「四診《ししん》」という診察法のうち、「望診《ぼうしん》」にもとづいています。四診とは、望診・聞診《ぶんしん》・問診《もんしん》・切診《せつしん》の4つの診察法をいいます。

「望診」は、目で見る診察方法で、患者の顔や皮膚、態度、全身のようすなどを観察すること。顔のようすや顔色を見る、目を見て精神状態を知る、皮膚を見る、舌を観察する。さらに、患部の状態や、姿勢、動き、体格などをチェックしていきます。

「聞診」は、耳と鼻を使う診察。声の大きさや発音、呼吸音を聞き、口臭、体臭、排泄物の臭いなどを嗅いで調べること。声が大きいか小さいか、乾いたセキか湿ったセキか、呼吸は速くないか、口が臭くないかなどを、耳と鼻で感じとります。

「問診」は、おもだった症状や病気の経過、冷えやほてり、痛み、かゆみ、食欲の有無などの自覚症状を患者さんに質問することです。

現在のからだの状態のみならず、病歴、家族の健康状態、職業や生活リズム、食生活、妊娠出産、月経の周期、睡眠まで、まさに頭から爪先まで質問します。

「切診」は、からだに触って診断すること。患部の熱や腫れ、むくみ、圧痛、皮膚疾患の有無などを手で確認するとともに、脈拍の強弱、脈の形状、脈拍数などをみます。

これら4つの診断を総合して、その人の症状から体質、生活背景をつかみ、からだから発せられる情報を集めるのです。

私も日々、訪れる患者さん相手に、四診による情報集めをおこなっています。

「寒気は？　熱は？」「便通はどうですか？」「食欲は？」「よく眠れますか？」などと質問しながら、顔を観察したり、舌を出してもらったりして、初診の患者さんには、少なくとも30分かけて慎重かつ丁寧に四診をおこないます。患者さんの体質、遺伝、生活など全体を把握することが、治療の大切な土台となるのです。

この段階では、四診から得た診察結果はたんなる情報の山でしかありません。ここから情報を整理、分析し、病気の見立てを立てて、治療法を考え、処方を決定する作業にとりかかります。これを「弁証論治《べんしょうろんち》」といいます。

「弁」は検討することで、「証」とは病気の証拠調べ。弁証は「病気をあきらかにし、見立てを立てること」、論治は「治す方法を論ずる」、つまり、「治療法を考え、処方をつくる」ことをいいます。弁証では、以下の4つのことをあきらかにします。

1　からだのバランスのくずれを見る
2　どの臓器にトラブルが起きているか
3　病気の性質、体質を知る
4　病気の引き金はなにか

それでは、1～4で具体的になにがわかるのか——次にお話ししていきましょう。

1　からだのバランスのくずれを見る

人間のからだは、物質とエネルギーの集合体です。これらの構成要素は一定ではなく、日々刻々と変わっています。このバランスが大幅にくずれると、からだは病気になります。からだのバランスは、以下の3つをあきらかにすることで見定めることができます。

①機能・血液・水分・精力はどのぐらい？

からだを構成する要素の量を見ます。機能・血液・水分・精力が足りないことを「虚《きょ》証《しょう》」といい、過剰である状態を「実証《じつしょう》」といいます。

②からだは、熱い？　寒い？

からだが冷えているか、熱くなっているかを判断します。からだが冷えていることを「寒証《かんしょう》」といい、熱くなっていることを「熱証《ねつしょう》」といいます。

③どこに異変が起こっているか？

病気が皮膚や筋肉、鼻やノドなどからだの浅い部位で起こっているのを「表証《ひょうしょう》」といいます。内臓などのからだの深部で起こっている場合、「裏証《りしょう》」となります。

この3つのチェックポイントを総合して、からだが陰に傾いているのか、陽に傾いているかを判定します。

虚・寒・裏は「陰」の性質で、実・熱・表は「陽」の性質とします。

陰陽のバランスのくずれを合計8つのチェックポイントで調べるので、このことを八《はち》綱弁証《こうべんしょう》といいます。それによって、病気の姿をまずおおまかにとらえるのです。

からだの陰陽とは、今から約三千年前の中国で生まれた「陰陽説」の思想をもとにしています。陰陽説とは、「世の中にあるすべてのものは、対立する二面性をもつ」とする考え方です。

動きの激しいもの、熱いもの、明るいもの、上に向かうものは「陽」で、動きが静かで、冷たいもの、暗いもの、下に向かうものは「陰」とされています。

太陽が当たれば影ができるのと同じことで、これはどちらが良くてどちらが悪いということはなく、物事に不可欠な2つの要素と考えられています。

世の中の物事は、すべて陰陽に分けることができるのです。たとえば、男は陽、女は陰、天は陽、地は陰、といったぐあいです。

からだにも陰陽のバランスがあり、それがどちらかに極端に傾いてしまったとき、体調もくずれます。中国医学でいうバランスとは、つまるところ、この陰陽バランスなのです。

人間のからだは陰陽が調和しているとき、つまり中庸であることが「健康」だと考えられています。どちらかに大きく偏ってしまったときに、病気が起こるのです。

2　どの臓器にトラブルが起きているか

慢性的な病気や不調があるときは、多くの場合、いずれかの臓器に異変が起こっています。治療や養生の方法を決めるには、病んでいる臓器を突き止めなければなりません。弱っている臓器を突き止めることを臓腑弁証《ぞうふべんしょう》といいます。

よく内臓のことを「五臓六腑《ごぞうろっぷ》」と表現します。五臓とは「肝、心、脾、肺、腎」、六腑とは「胆、小腸、胃、大腸、膀胱、三焦《さんしょう》」を指しています。（六腑の三焦は形としては実在しませんが、その機能としては存在するとされます。中国では古くから三焦についてさまざまな見解があります。ここで読者の方がからだを理解していくうえでは、三焦をはぶいた五臓五腑《ごふ》で足りると考えます）

五臓と五腑は、肝－胆、心－小腸、脾－胃、肺－大腸、腎－膀胱という主従関係をもっています。

つまり、五臓という主人がしっかりしていれば、五腑という従者もよく働くという関係です。あるいは逆に、五臓がよく機能していないと五腑も働かないという関係でもあります。

私たちが日々の健康管理をするには、この「五臓」を基本に考えればいいのです。

中国医学の古典をひもとくと、解剖図らしきものはありますが、西洋のように緻密なものはほとんど見あたりません。

はるか三千年前に中国医学をつくりあげた知識人たちは、死んだ人間のからだを解剖することには熱心でなく、生きた人間があらわす症状や現象から、からだの内部を読み取り、「五臓五腑」理論に至りました。

中国医学がいうところの「肝、心、脾、肺、腎」は、それぞれ西洋医学の「肝臓、心臓、胃腸、肺臓、腎臓」におおむね当てはまります。ただし、中国医学でいう「五腑」とは、西洋医学で考えるよりももっと広い生理機能を有するものとしてとらえられています。

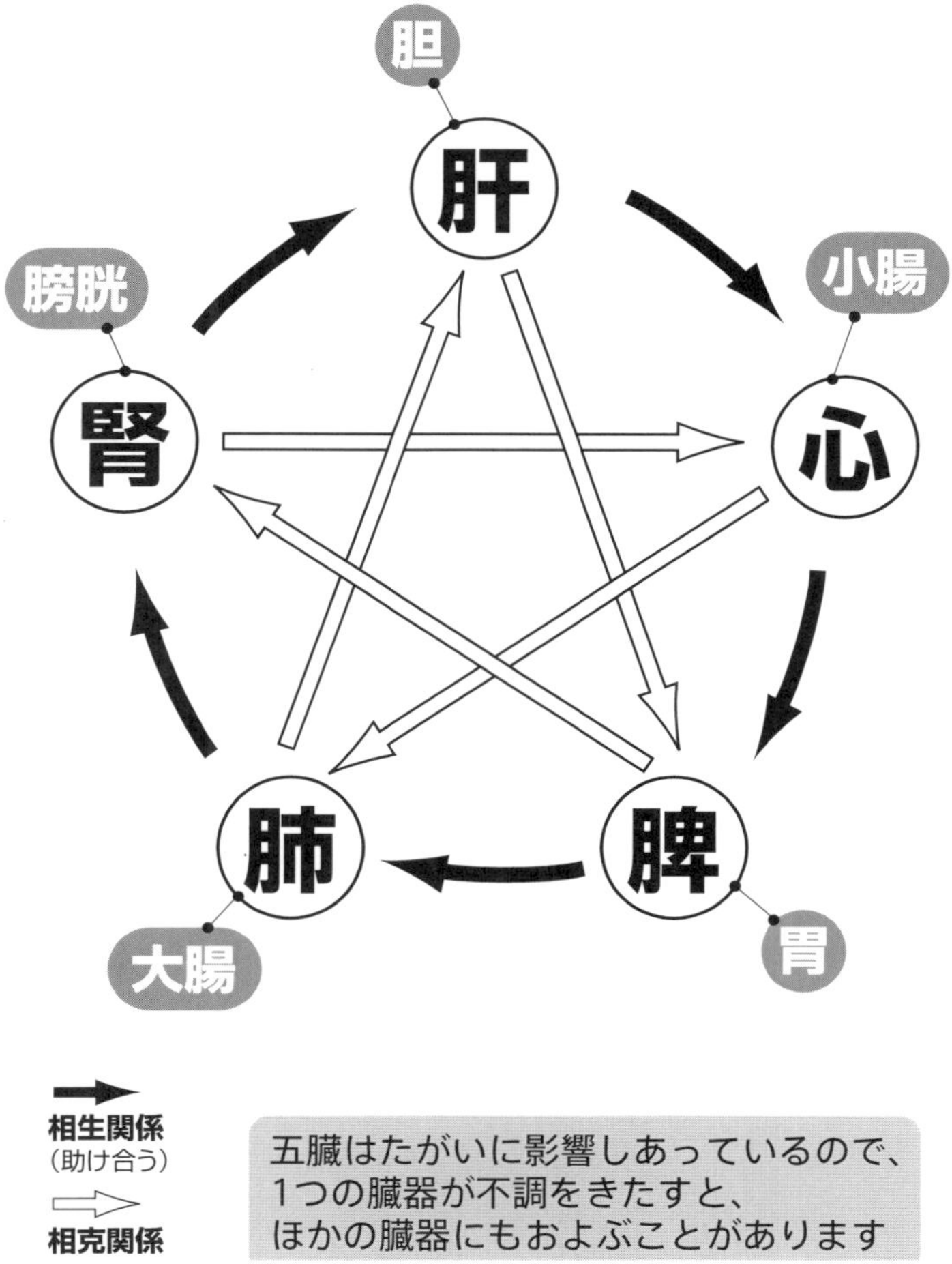

五臓はたがいに影響しあっているので、
1つの臓器が不調をきたすと、
ほかの臓器にもおよぶことがあります

どの臓器が弱いのかは、顔チェックである程度、探し当てることができます。まず、顔の色（肝↓青、心↓赤、胃腸↓黄、肺↓白、腎↓黒）と、顔の諸症状（肝↓目、心↓顔全体、胃腸↓口、肺↓鼻、腎↓歯・髪）で、おおまかに五臓の状況は確認できます。さらに、舌の状態、自覚症状などを組み合わせれば、より正確に五臓の状態を知ることができるわけです。

もしかしたら、第1～2章の顔チェックで「肝臓が悪いと思ったら、どうやら胃も弱いらしい。いや腎臓も……自分はいったいどこが悪いんだ」と混乱した人もいるかもしれません。

人間は、一つの生命体です。五臓のうち、一つの臓器だけが悪くて、あとはすこぶる健康ということはまずありません。五臓はおたがいに助けあい、影響しあう臓器なので、どこかの臓器が変調をきたせば、それはほかの臓器にも多かれ少なかれ影響をおよぼします。五臓のあいだには「相生《そうしょう》・相克《そうこく》関係」があります。

相生とはたがいに協力し、助けあうことで、相克とは、ある臓器がほかの臓器を抑制する関係です。

たとえば、慢性鼻炎の人は肺機能が低下しています。肺は相生関係にある胃腸（脾）によって養われています。

鼻炎や皮膚炎など肺の機能が低下している人は、その背景に胃腸虚弱がひそんでいることが多いのです。

また、精神的ストレスで肝が強く緊張すると、胃腸（脾）の働きが悪くなります。これは肝が胃腸を抑制する相克関係の例です。

五臓にはこのような相互関係があるので、たとえば、慢性鼻炎の患者さんには肺を強化する処方を出すだけでなく、同時に胃腸（脾胃）を強める処方を出します。中国医学では、このように「からだ全体を治す」治療をおこなうのです。

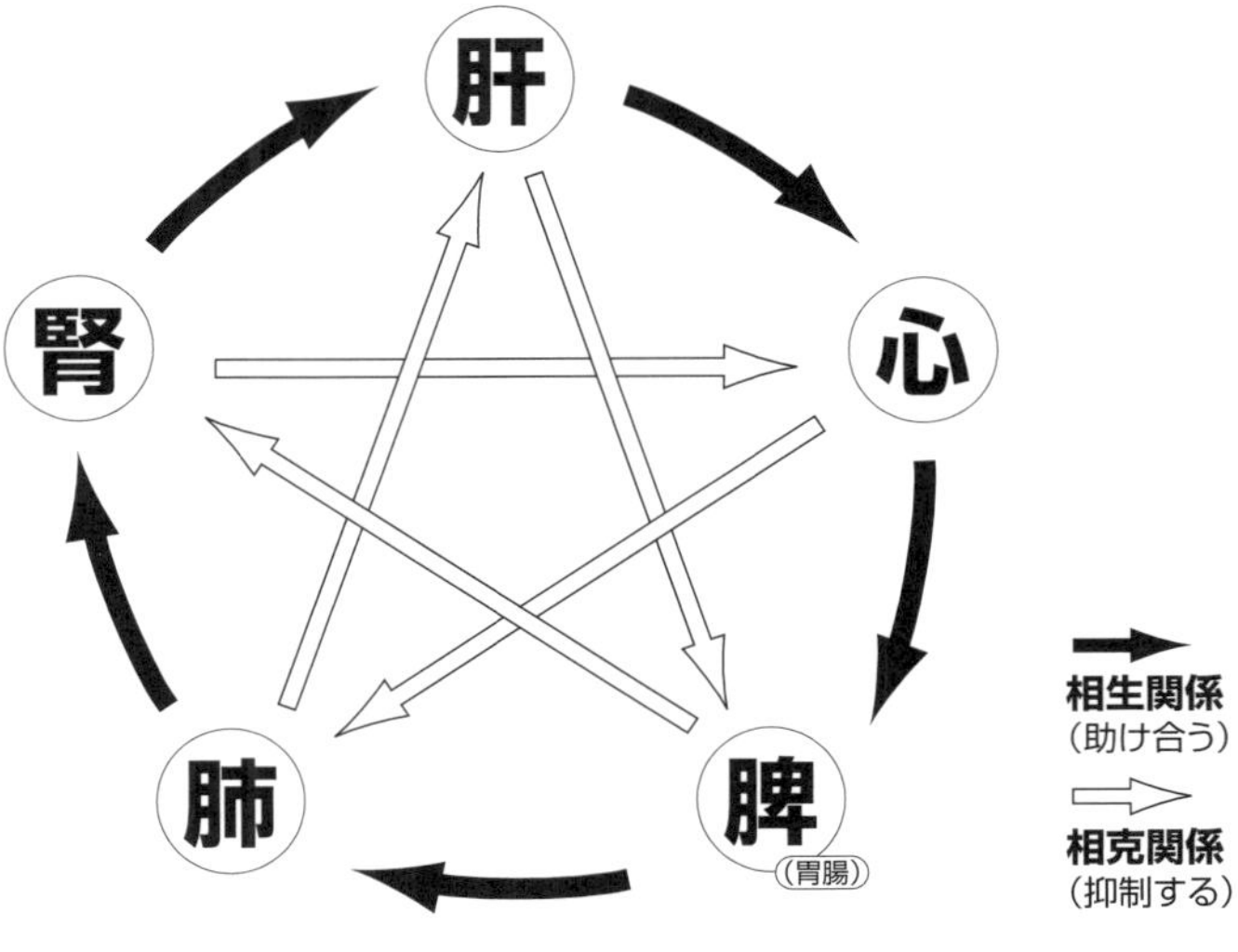

3 病気の性質、体質を知る

もって生まれた遺伝的な性質と、その後の生活習慣によって、その人の「体質」「病質」は決められます。「体質が弱い」「体質が強い」などと言いますが、よくよく考えてみると、体質はなにを指すのか、どこにあらわれるのかは、ひじょうにあいまいです。

体質あるいは病質は、臓腑の健全さと「機能、血液、水分、精力」の状態で決まります。

機能とは、中国医学でいうところの「気《き》」でからだ全体を守り、動かしている力です。「気」は目に見えないので、気の作用によって起こるからだの機能で認識します。

気は血液の流れをよくしたり、内臓を活発に活動させたり、精神力を支える力となります。日本語にも「気」を用いた言葉が多くあります。病気、内気、根気、強気、気合などは、まさに「気」そのものを表現する言葉です。

血液は、からだに栄養を与える物質で、中国医学では「血《けつ》」といいます。唇や爪が白っぽく、皮膚や筋肉が弱いのは、血の不足が考えられます。

水分は細胞や血液中の水分、リンパ液、唾液、汗などからだに存在する体液で、これを「津液《しんえき》」といいます。口がやたらと乾いたり、舌が赤くなるのは津液不足の症状。

精力とは、生命のみなもととなるエネルギー。生きていくためのエネルギーで、子どもをつくる性的なエネルギーも入ります。精《せい》が減少すると、気力や精力がおとろえ、老化がすすみ、歯が弱ったり、白髪が増えるといった顔症状があらわれます。

機能血液、水分、精力の量と質が、その人の体質や病質を決めるのです。

中国医学では、気・血・津液・精の質と量を知ることを、気血津液精弁証《きけつしんえきべんしょう》といいます。

4　病気の引き金はなにか

病気にはかならず原因があります。その原因を探りあてることを病因弁証《びょういんべんしょう》といいます。

病気の原因を「外因」「内因」「不内外因」の3つでとらえます。

外因とは、自然界の気象の変化が病因となるケースです。風、寒、暑、湿、燥、火(熱)の6つで、六淫《ろくいん》の邪気《じゃき》といいます。邪気とは人に危害を与えるものの総称です。

内因は、精神状態が肉体に影響をおよぼします。怒、喜、憂、思、悲、驚、恐の7つの情動があり、これを七情《しちじょう》といいます。いわば、精神的なストレスのことです。外因、内因が過ぎると、五臓を傷め、病気を引き起こすのです。

不内外因は、外因でも内因でもない原因で、おもに生活習慣を指します。たとえば、食事の不摂生、働きすぎ、なまけすぎ、過度の性行為などはからだを痛めつけ、病気の原因になります。また、外傷や虫刺され、動物による咬《か》みキズも不内外因に含まれます。

自分でできる病気の原因解明

中国医学の方法にしたがえば、第1~2章で皆さんは四診のうち、おもに「望診」をしたことになります。おぼろげながら自分の体質や弱点をつかむことができたと思いますが、まだ顔チェック情報がバラバラに点在しているような状態です。

第4章の「内臓タイプごとの顔チェック」では、この点を線でつなぐ作業をします。弁証（病気・不調をあきらかにする）をおこない、弱っている臓器をハッキリとあぶり出すのです。さらに第5章では、どうやって弱い内臓を強化するか、体質を改善するか、論治（病気・不調を治す）の方法を紹介しましょう。

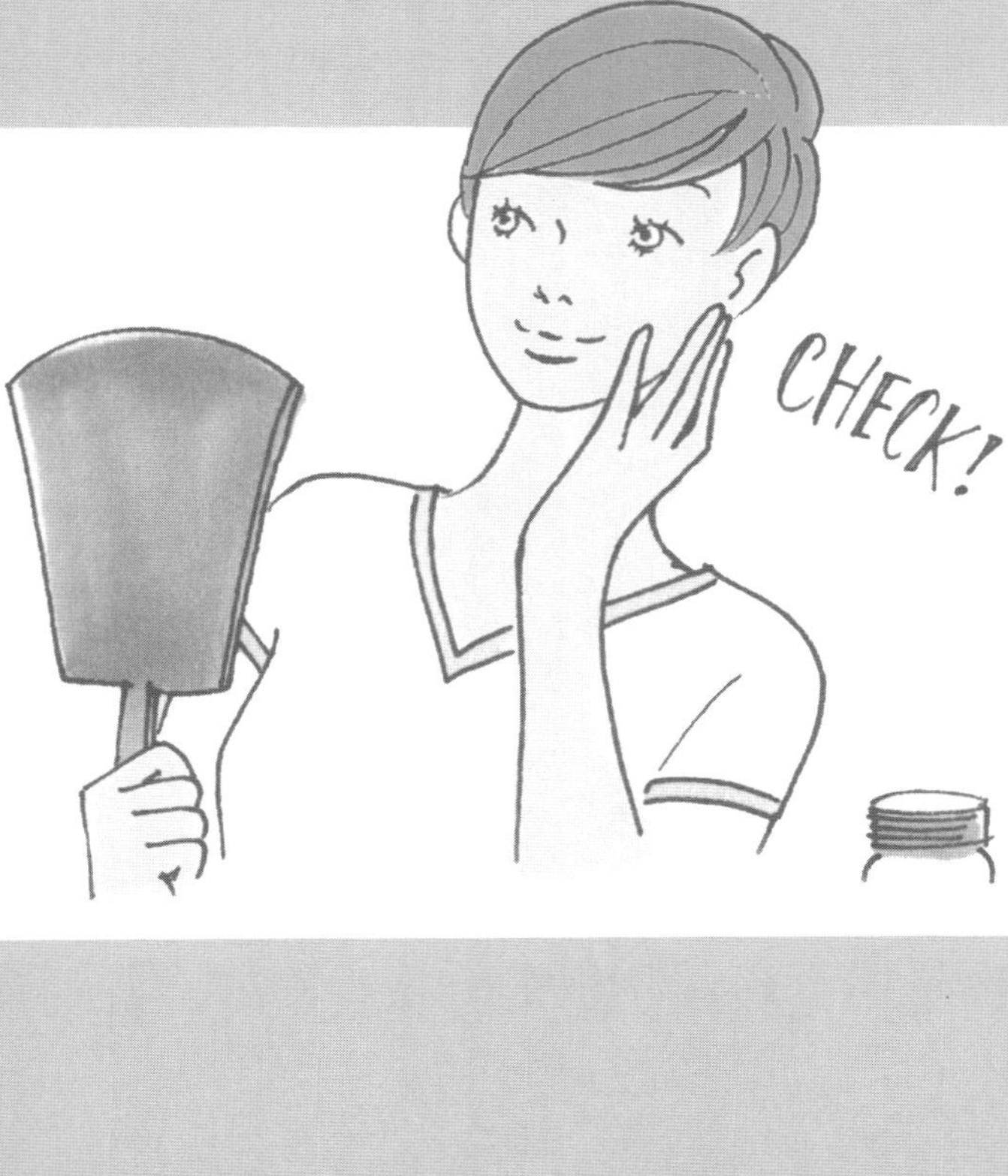

第4章

内臓タイプごとの顔チェック

ここでは、第1～2章の顔チェックで得られた情報を整理して、五臓の健康状態を知ることができます。

五臓チェック①～⑤の質問に答えて、顔症状と自覚症状のチェックの合計点数を数えます。

チェックのもっとも多かった臓器が、あなたのウィークポイントです。次のトラブル解説で、五臓になにが起こっているのかを確認できます。

さらに、2番目、3番目にチェックが多かった臓器についても読んで参考にしてください。それが左の五臓五腑図の相生・相克関係にあてはまる臓器なら、ある臓器の不調がほかの臓器に影響をおよぼしていると考えられます。

内臓タイプごとの処方箋は、第5章の218ページ以降で紹介します。

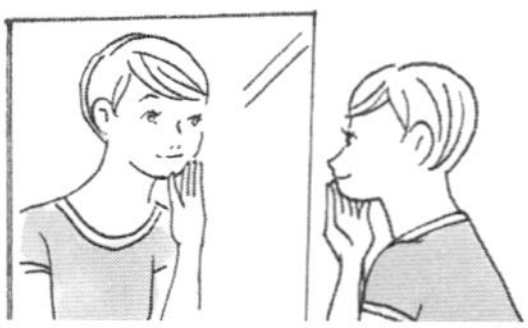

五臓と五行の配当

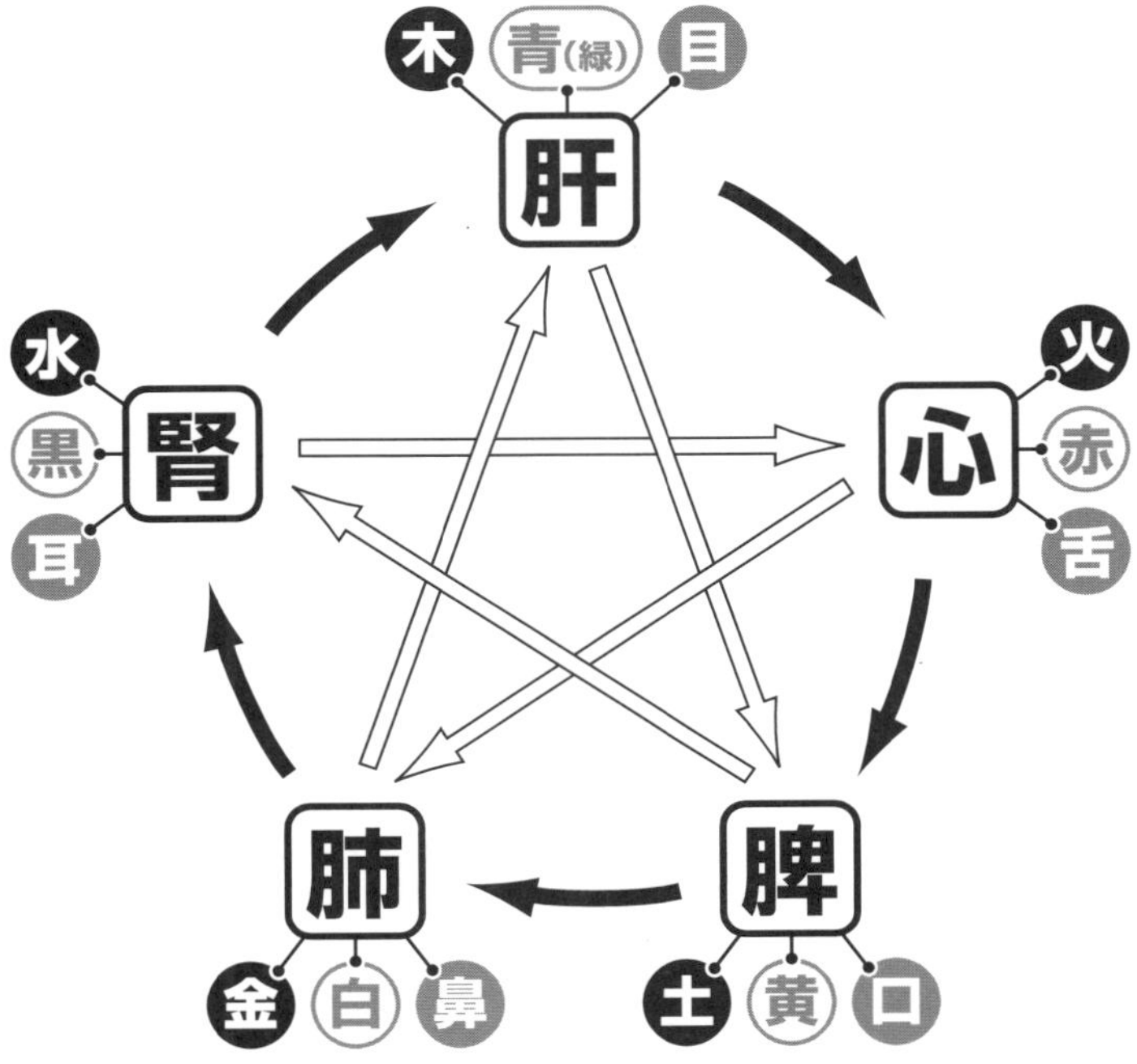
肝
木
青(緑)
目
心
火
赤
舌
脾
土
黄
口
肺
金
白
鼻
腎
水
黒
耳

● 五行《ごぎょう》……五つの基本物質
○ 五色《ごしき》……五つの色
□ 五臓《ごぞう》……五つの内臓
● 五竅《ごきょう》……五臓に属する感覚器官

自然界にあるものはすべて五行にあてはまり、自然の一部である人体の働きも同様です

顔症状チェック

あてはまる症状は□欄にチェックを入れて、
チェック数を数えてください。

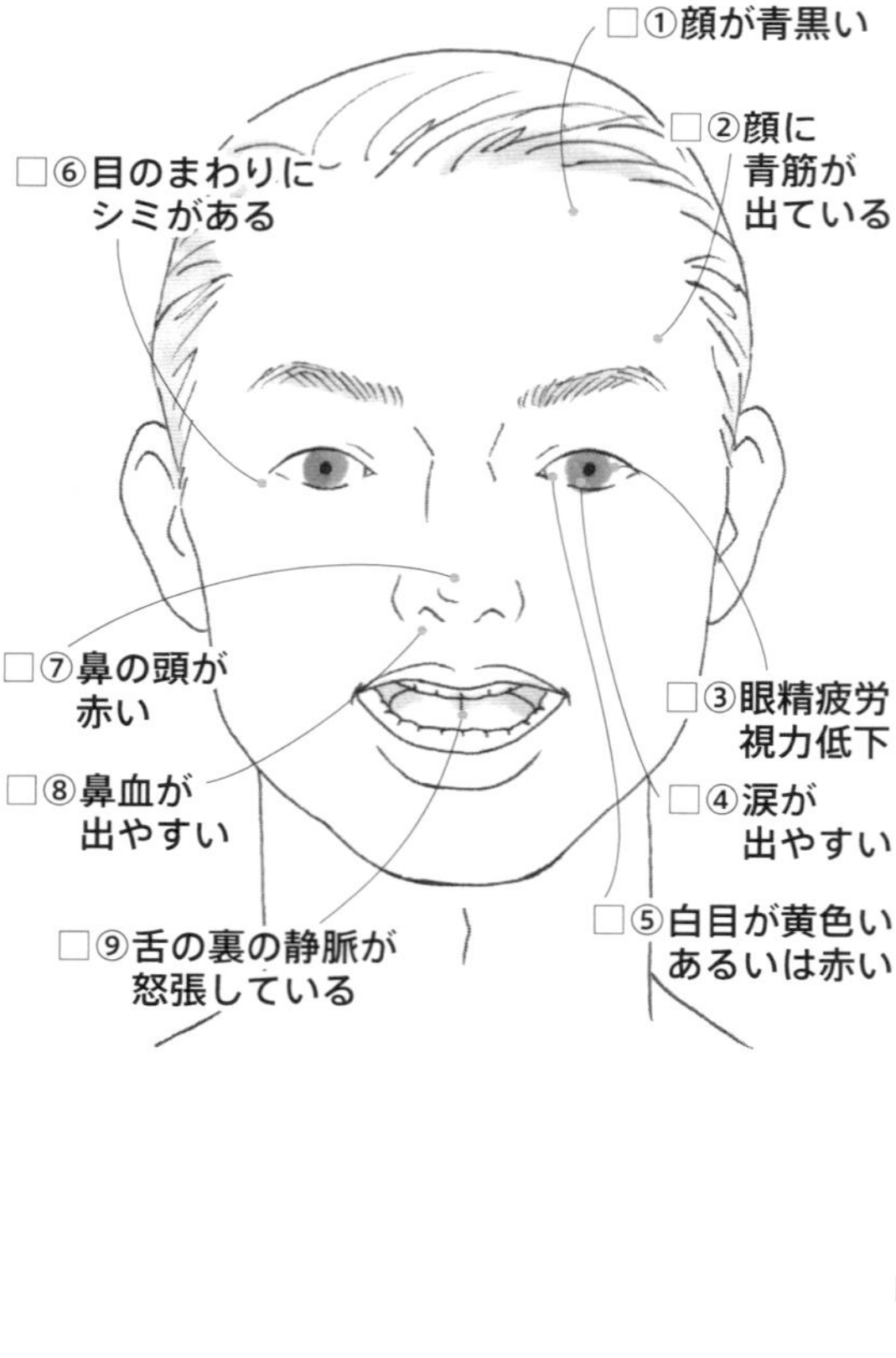
□①顔が青黒い
□②顔に青筋が出ている
□③眼精疲労 視力低下
□④涙が出やすい
□⑤白目が黄色い あるいは赤い
□⑥目のまわりにシミがある
□⑦鼻の頭が赤い
□⑧鼻血が出やすい
□⑨舌の裏の静脈が怒張している

自覚症状チェック

あてはまる症状は□欄にチェックを入れて、
チェック数を数えてください。

□❶ 怒る、泣くなど感情が高ぶりやすい

□❷ 物忘れしやすい

□❸ 寝つきが悪い

□❹ 眠りが浅く、よく夢を見る

□❺ 食欲にムラがある

□❻ 便秘と下痢を繰り返しやすい

□❼ 精力のおとろえを感じる

□❽ 筋肉がこわばる、肩こり、
こむら返り

□❾ 爪が白っぽい、もろい

顔症状□点＋自覚症状□点

↓

肝のトラブル□点

肝のトラブル解説

肝は血液を支配する

肝臓は血液をたくわえるとともに血液を解毒して栄養を与える仕事をしています。肝にたくわえられた血液を肝血といいますが、中国医学の古典には「目は肝血を得て、はじめて物の形や色を見ることができ、指は肝血を得て、はじめて物をつかむことができる」とあります。人体のあらゆる活動は、すべて肝血によって支えられているのです。

「肝血不足は脳と目の栄養失調

肝臓の障害は、もっとも敏感な感覚器官である「目」にいちばんにあらわれます。肝の機能低下は、あらゆる目の症状（③⑥）を生む土壌になるのです。肝と主従関係にある胆にまで影響がおよぶと、精神状態にも影響をおよぼし決断力が低下します。

肝胆の異常で胆汁がとどこおり、血液に流出すると、白目が黄色くなります（⑤）。また、血液による栄養の補給が不足するため、筋肉が引きつったり（❽）、爪がもろくなる（❾）傾向もあります。

物忘れをよくしたり（❷）、涙が出やすくなる（④）のは、血液不足のために脳や目が十分養われていないためです。精力のおとろえがある場合（❼）は、肝と腎が変調をきたしている可能性があります。

肝の緊張は血行障害を生む

肝が精神的なストレスなどによって緊張すると鼻血が出やすくなったり（⑧）、目が充血します（⑤）。神経が過敏になるので、睡眠障害（❸❹）、情緒が不安定になりイラつく（❶）、月経前緊張症など心身面での不調があらわれます。

また、肝の緊張が続くと、血液の浄化力が低下します。その結果、血液の汚れで顔が青黒くなり（①⑥）、静脈が青く浮きあがり（②⑨）、鼻が赤くなることも（⑦）。

肝は、胃腸と相克関係にあります。肝の緊張が続くと胃腸が抑制され、食欲に異常をきたし（❺）、下痢や便秘を繰り返す症状（❻）があらわれることもあります。

顔症状チェック

あてはまる症状は□欄にチェックを入れて、
チェック数を数えてください。

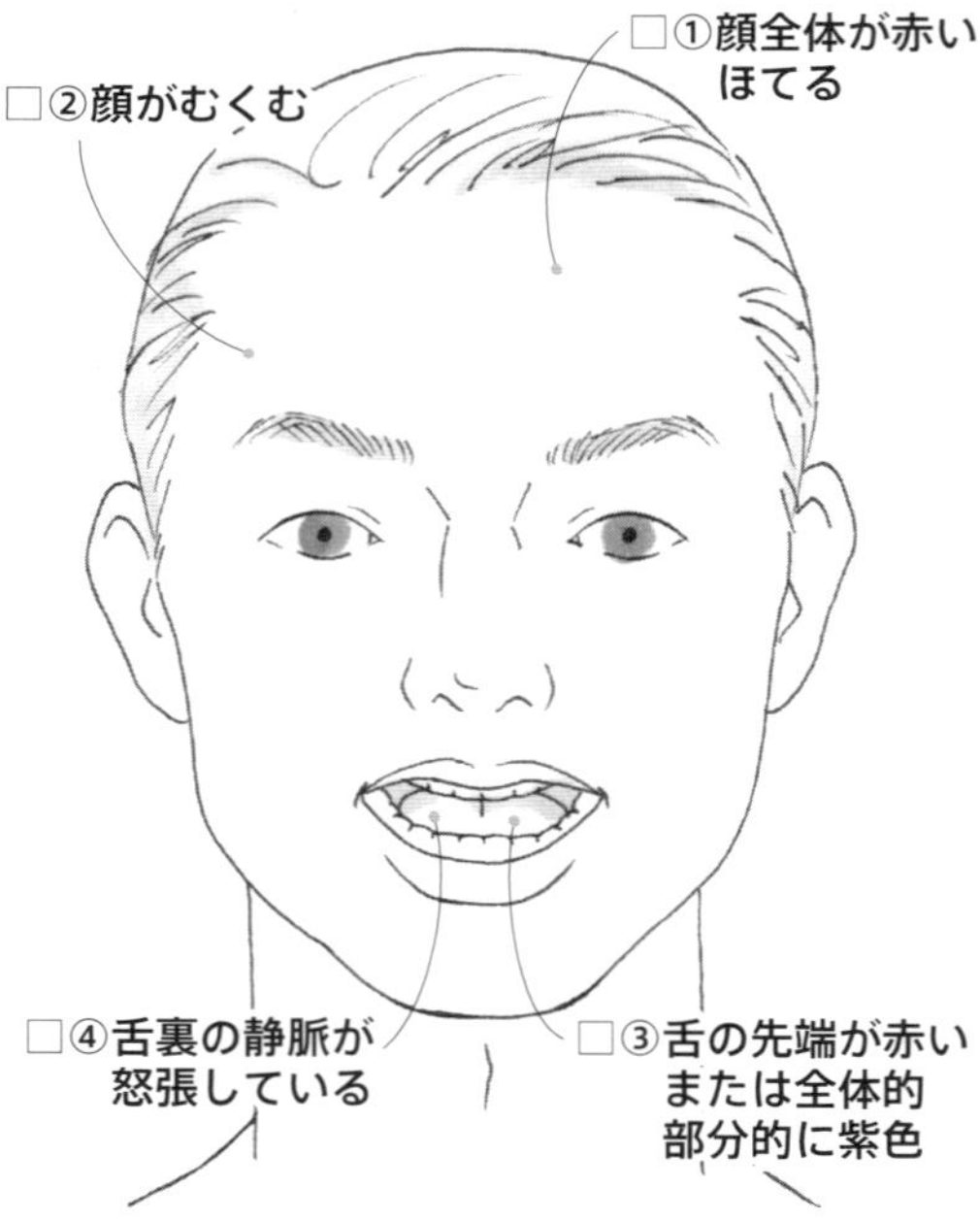
□①顔全体が赤い
ほてる
□②顔がむくむ
□④舌裏の静脈が
怒張している
□③舌の先端が赤い
または全体的
部分的に紫色

□⑤指の先が幅広になっている

□⑥爪の色が暗い

自覚症状チェック

あてはまる症状は□欄にチェックを入れて、
チェック数を数えてください。

□❶ 動悸や息切れを感じることが多い

□❷ 心臓部や胸の中央、乳房の周辺、ノドから下あごあたりに締め付けられるような痛みを感じる

□❸ 寝つきが悪い

□❹ 物忘れが多い

□❺ ロレツが回らなくなることがある

□❻ 少しの運動で汗をかく

□❼ 手足がむくむ

□❽ 左側の肩甲骨、首、肩にコリや痛みを感じる

顔症状□点＋自覚症状□点

心のトラブル□点

心のトラブル解説

心は血脈と「こころ」をつかさどる

心は血液を循環させ、熱や水分、栄養と酸素をからだのすみずみまでいきわたるようにする役割があります。心の機能に異変があると、むくみ（②❼）やのぼせなどの「偏り」症状が出やすくなります。

また、「心の臓」ともいうように、中国医学では「こころ」の働きもかねる臓器ととらえます。悲しいと胸が締めつけられる、驚くと胸がドキドキすることからわかるように、心臓は人間の精神活動と深くかかわっているのです。

［心の機能の亢進と衰弱

心臓機能が興奮すると、血が頭部に偏り、顔が赤い（①）、舌が赤い（③）などの顔症状が起きます。頭に血がのぼっているので、睡眠障害（❸）や高血圧を起こすこともあります。心臓が衰弱している場合は、少しからだを動かしただけで動悸、息切れ、胸の痛みを感じたり（❶❷）、汗をかきやすくなります（❻）。心臓の働きが悪いので、疲れやすい傾向にあります。

「心の栄養失調は脳に障害をきたす

心臓の働きが悪くなると、健忘や不眠（❸❹）などの神経症状を起こし、ひどくなると痴ほう、発音障害（❺）などの脳の障害が起こります。

これは、心筋がおとろえたり、老化や心身の消耗よる体液の減少、栄養障害による貧血などで血行障害が起こり、脳の栄養が失調するためです。

「血液の汚れが心臓病のもと

動悸、息切れ（❶）、舌が紫っぽい（③）、舌裏の静脈の怒張（④）、肩や首筋の強いコリ（❽）、爪の異変（⑤⑥）は、心臓の血流が悪くなっている人にあらわれる症状です。心臓の冠状動脈の循環障害や、心と相生関係にある肝臓の働きが悪くなることで起こる血液の汚れなどがその原因となります。

胃腸（脾）タイプ

五臓チェック③

顔症状チェック

あてはまる症状は□欄にチェックを入れて、
チェック数を数えてください。

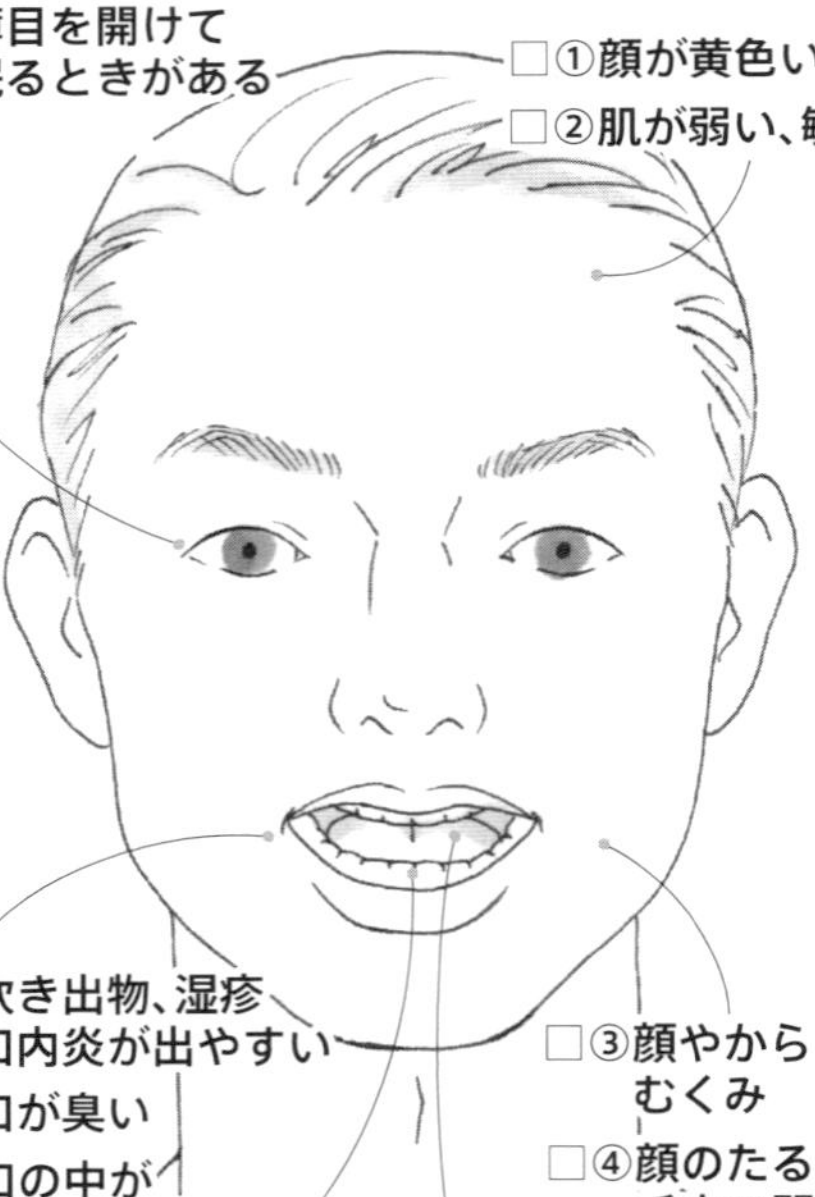

□①顔が黄色い

□②肌が弱い、敏感肌

□③顔やからだのむくみ

□④顔のたるみ毛穴の開きが気になる

□⑤薄目を開けて眠るときがある

□⑥吹き出物、湿疹口内炎が出やすい

□⑦口が臭い

□⑧口の中が乾きやすい

□⑨歯ぐきの腫れ、出血

□⑩唾液が多い

□⑪舌の周囲に歯型がつく

□⑫舌が白い、または赤い

□⑬舌苔が白く厚い

自覚症状チェック

あてはまる症状は□欄にチェックを入れて、
チェック数を数えてください。

□❶ 食欲がない

□❷ 食欲が異常亢進しやすい

□❸ 胃が痛い、胃がむかつく

□❹ お腹がグルグル鳴る、下痢しやすい

□❺ アザができやすい

□❻ 月経が長引く

□❼ 筋肉が弱い

□❽ やせすぎか水太り傾向にある

□❾ 冷え症である

□❿ 立ちくらみ、疲れやすいなど貧血ぎみ

顔症状□点＋自覚症状□点

胃腸のトラブル□点

胃腸（脾）のトラブル解説

胃腸の仕事は消化吸収がメイン

胃は飲食物を受け入れると、初歩的な消化吸収をおこない、腸へ降下させます。そして、腸では本格的な消化と栄養吸収がおこなわれます。胃腸は、生きていくためのエネルギーの取り入れ口となる重要な臓器です。

胃腸の冷えは、水分過多症状を起こす

胃腸の働きが鈍くなっている場合、顔やからだのむくみ（③）や筋力低下（④⑤❼❾）、食欲不振（❶）、お腹が鳴る（❹）などの症状が目立ちます。栄養吸収が低下するため、貧血ぎみ（❿）となり、舌の赤みが薄く（⑫）、皮膚も弱く（②）なります。歯ぐきの出血（⑨）やアザができやすい人（❺）、顔が黄色っぽい人（①）は、栄養不足で毛細血管がもろくなっている状態。このため、出血しやすくなります（❻）。

冷えや水分のとりすぎが重なると、舌苔が白く厚くなり(⑬)、便がゆるくなるため(❹)便器にこびりつくことが多くなります。胃が冷えて機能が低下しているので、温かいものを欲しがる傾向にあります(❾)。

胃が弱い人はやせぎみか、水太り

胃が悪い人はやせていることが多いのですが、水分の吸収がうまくコントロールできない傾向(③⑩⑪)もあるので、場合によると水太りになることもあります(❽)。

胃が異常亢進すると、炎症傾向に

胃の機能が異常に亢進することで、胃に障害を起こすこともあります。この場合、口のまわりの吹き出物や口内炎(⑥)、舌の赤み(⑫)、口の乾きや口臭(⑦⑧)、歯肉炎(⑨)などの顔症状のほか、食欲の異常亢進(❷)、胃の痛みやむかつき(❸)が起こります。これらは胃の熱性の炎症によるものなので、胃を冷やす冷たい飲み物を欲しがります。一方、食欲はあるものの、胃が受けつけないことがあります。これは胃壁が乾いて、働きが悪くなっている状態です。

「肺」タイプ

五臓チェック④

顔症状チェック

あてはまる症状は□欄にチェックを入れて、
チェック数を数えてください。

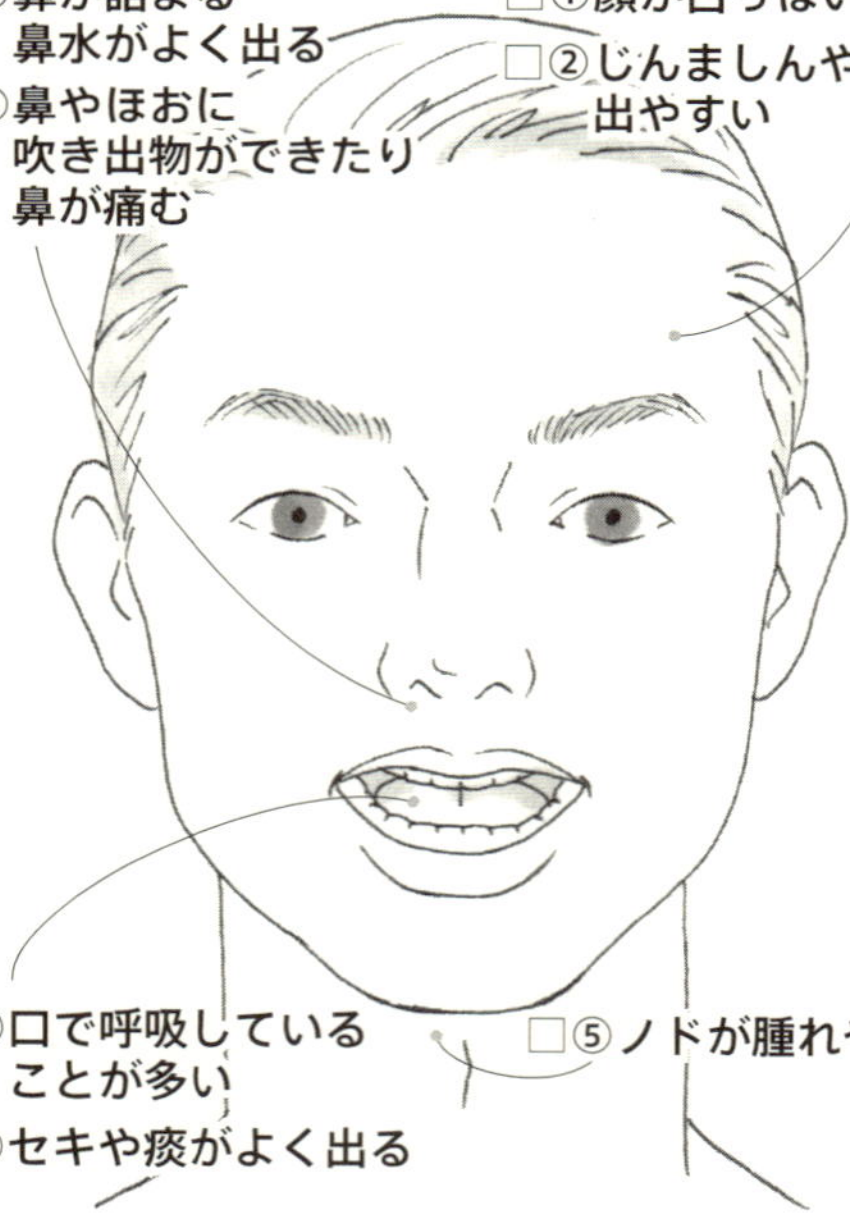
□①顔が白っぽい、色白
□②じんましんや湿疹が出やすい
□③鼻が詰まる 鼻水がよく出る
□④鼻やほおに吹き出物ができたり鼻が痛む
□⑤ノドが腫れやすい
□⑥口で呼吸していることが多い
□⑦セキや痰がよく出る

自覚症状チェック

あてはまる症状は□欄にチェックを入れて、
チェック数を数えてください。

□❶ アレルギー性の鼻炎、皮膚炎がある
□❷ ぜんそくである
□❸ ノドや気管支が弱い
□❹ よく風邪を引く
□❺ 背中上部の産毛が多い
□❻ 便秘になりやすい
□❼ むくみやすい

顔症状□点＋自覚症状□点

↓

肺のトラブル□点

肺のトラブル解説

肺は防衛器官

肺は、鼻からはじまり、ノドを通り、気管、気管支、肺胞までを含みます。また、皮膚も、肺と同様に外界からからだを守る役割を果たし、皮膚呼吸をしていることから、肺の範ちゅうに入ります。肺と大腸は主従関係にあるため、肺の働きが悪いと大腸も不調になります。

肺は水分のめぐりと関連があります（❼）。息を吸い込むとき水分はからだの下方へ向かい、息を吐くと、呼気や汗によってからだの内側から外へ排出されます。

「慢性皮膚炎・鼻炎は腎と肺のおとろえ

アレルギー性鼻炎（❶）、ノドが痛みやすいなど、呼吸器系が弱い（⑤❷❸❹）のは、五臓の肺が弱い状態です。このため、皮膚も弱くなり（②）、アレルギー性皮膚炎などを併発していることがよくあります。皮膚の防衛力をおぎなうために、気管や肺の裏側にあたる背中の上部が毛深くなる（❺）こともあります。

肺が弱い人は、皮膚が弱いために色素の産出機能が低く、色白の傾向がありますます（①）。肺の疾患が「慢性」の症状である場合は、腎の衰弱とも関連してきます。

鼻水は感染か、冷えが原因

鼻水や痰がよく出る人（③⑦）は、色と状態をチェックしてください。色が濃くドロドロしているのは、鼻やノドにウイルスや細菌が侵入して炎症が起き、からだが熱を帯びています。色が薄くてサラサラしている場合は、冷えのために呼吸器が障害や感染症を起こしている状態です。鼻炎などの鼻のトラブルがある人は、よく口呼吸をしています（⑥）。

鼻・ほおの吹き出物

鼻やほおに吹き出物が出やすい人（④）は、大腸の働きが弱って、便秘を起こして毒素がたまっているか（❻）、鼻などの呼吸器に炎症を起こしていることがあります。

顔症状チェック

あてはまる症状は□欄にチェックを入れて、
チェック数を数えてください。

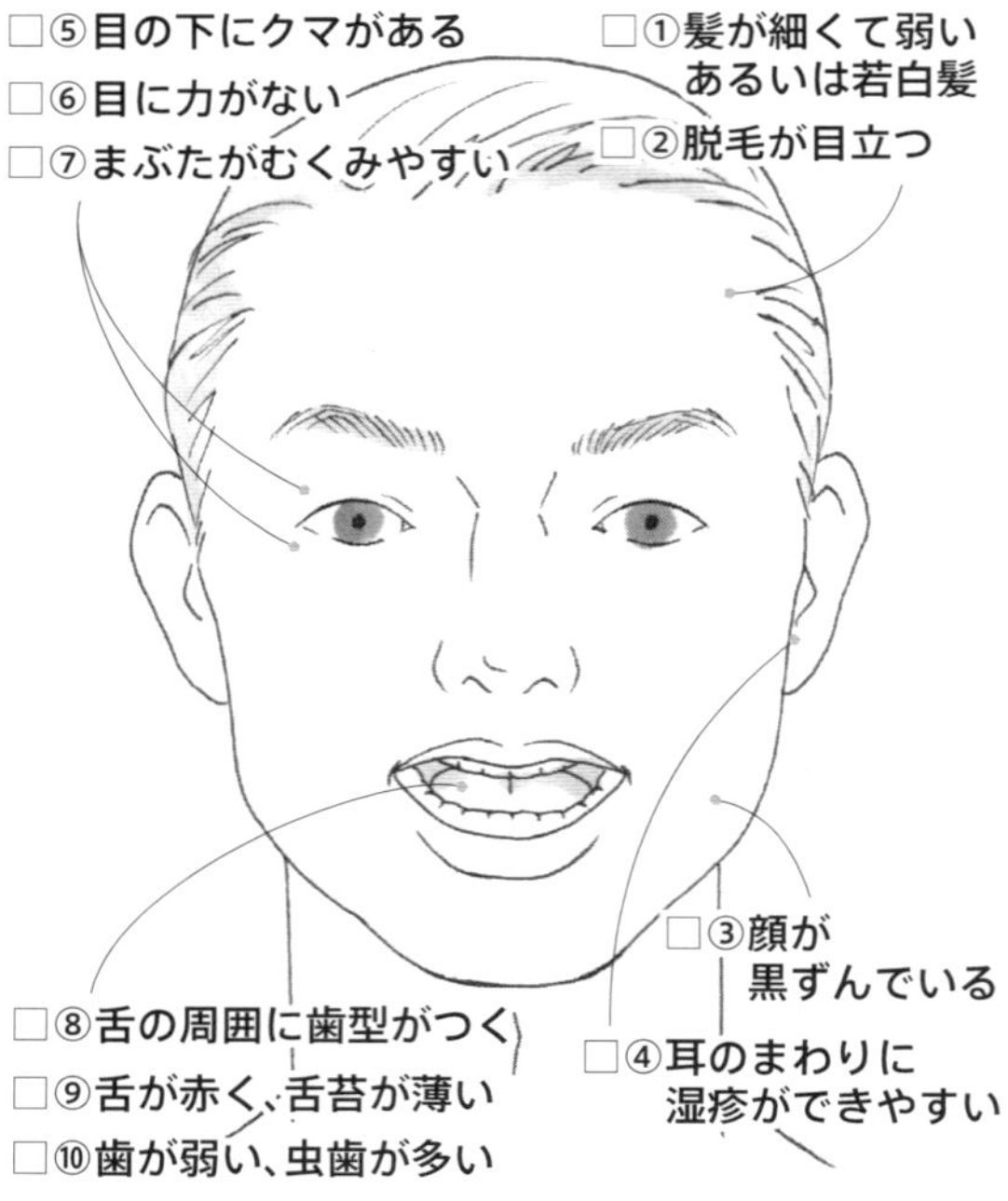
□⑤目の下にクマがある
□⑥目に力がない
□⑦まぶたがむくみやすい
□①髪が細くて弱い
あるいは若白髪
□②脱毛が目立つ
□③顔が
黒ずんでいる
□④耳のまわりに
湿疹ができやすい
□⑧舌の周囲に歯型がつく
□⑨舌が赤く、舌苔が薄い
□⑩歯が弱い、虫歯が多い

自覚症状チェック

あてはまる症状は□欄にチェックを入れて、
チェック数を数えてください。

□❶ 排尿障害を感じる
□❷ むくみやすい
□❸ 疲れやすく、回復力が低い
□❹ 性的能力が減退している
□❺ 寒がりである
□❻ 足腰がだるい
□❼ 手足がほてる
□❽ 午後に微熱が出る
□❾ 骨が弱い、背丈が伸びない
□❿ 耳鳴りや中耳炎、難聴になりやすい
□⓫ 無気力である
□⓬ 腹式呼吸がしにくい

顔症状□点＋自覚症状□点

↓

腎のトラブル□点

腎のトラブル解説

腎は生命のみなもと

中国医学における腎は、腎臓のみならず生殖器や成長もつかさどり、生まれてから死ぬまでの一生をコントロールし、生命エネルギーをたくわえる臓器です。

具体的には、腎は水分代謝、聴覚、呼吸、頭脳活動、頭髪、ホルモン、生殖、骨や歯のカルシウム代謝、からだを温めるなどの生理機能を支配するとされ、西洋医学でいう「腎臓」の働きはその一部です。

老化現象＝腎のおとろえ

歯や骨が弱ったり（⑩❾）、頭髪が白くなったり、薄くなる症状（①②）、精力減退（❹）、排尿障害（❶）などは、老化現象であり、老いれば誰もが経験することです。

しかし、40代以下でこうした症状が起こるのは、早老現象にほかなりません。

原因は生まれもった腎のエネルギーが弱いか、不摂生で腎が衰弱していることが考えられます。

腎が弱ると、顔や目のまわりが黒ずんだり（③⑤）、耳のトラブル（④⑩）も起こります。生命力が落ちているため、目に力がなく（⑥）、無気力（⑪）です。また、腎の位置する下焦（下腹部）に力が入らなくなり、腹式呼吸（⑫）がうまくできません。

「冷えが強い「腎」のおとろえ

体力が弱るために、からだを温める力が弱くなり、とくに足腰が冷えます（❺❻）。水分が余剰になり、排尿回数が増えたり、むくみやすくなります（⑦⑧❷）。

「ほてりが強い「腎」のおとろえ

加齢や心身の消耗（❸）が原因で、からだの水分が少なくなり、口の中が乾き、舌は赤みが強くなり、苔が少なく（⑨）なります。体温が抑えにくくなり、手足のほてりや午後になると出てくる微熱、頭や顔ののぼせ症状が出てきます（❼❽）。

中国漢方と日本漢方

日本では中国から取り入れられた医薬をひとまとめに「漢方」と呼びますが、漢方とは、大きく分けて中国漢方と日本漢方の２種類があります。

中国漢方は、３章でも説明した弁証論治の方法をとります。つまり以下のような手順になります。

①四診で、患者さんから症状を聞きだす

②「どの臓器が悪いのか、からだのバランスはどうなっているか……」などと病気の原因を解明

③症状、病質、体質に合った薬を用意する

日本の漢方は②の病気解明の手順は重視せず、①症状を聞いて、③その症状と効能書きが合う薬を見つけて処方します。

病因を詳細に解明する中国漢方は、より確実に病質や体質に合った薬を処方できるということができるかもしれません。

また、「この病気にはこの薬」という紋切り型の論法で治療をすすめるより、「どこどこの臓器が悪くて、貧血ぎみ、水分過多……」などと病気のメカニズムがわかっているほうが、治療をする側にも受ける側にも、かえってわかりやすいのです。

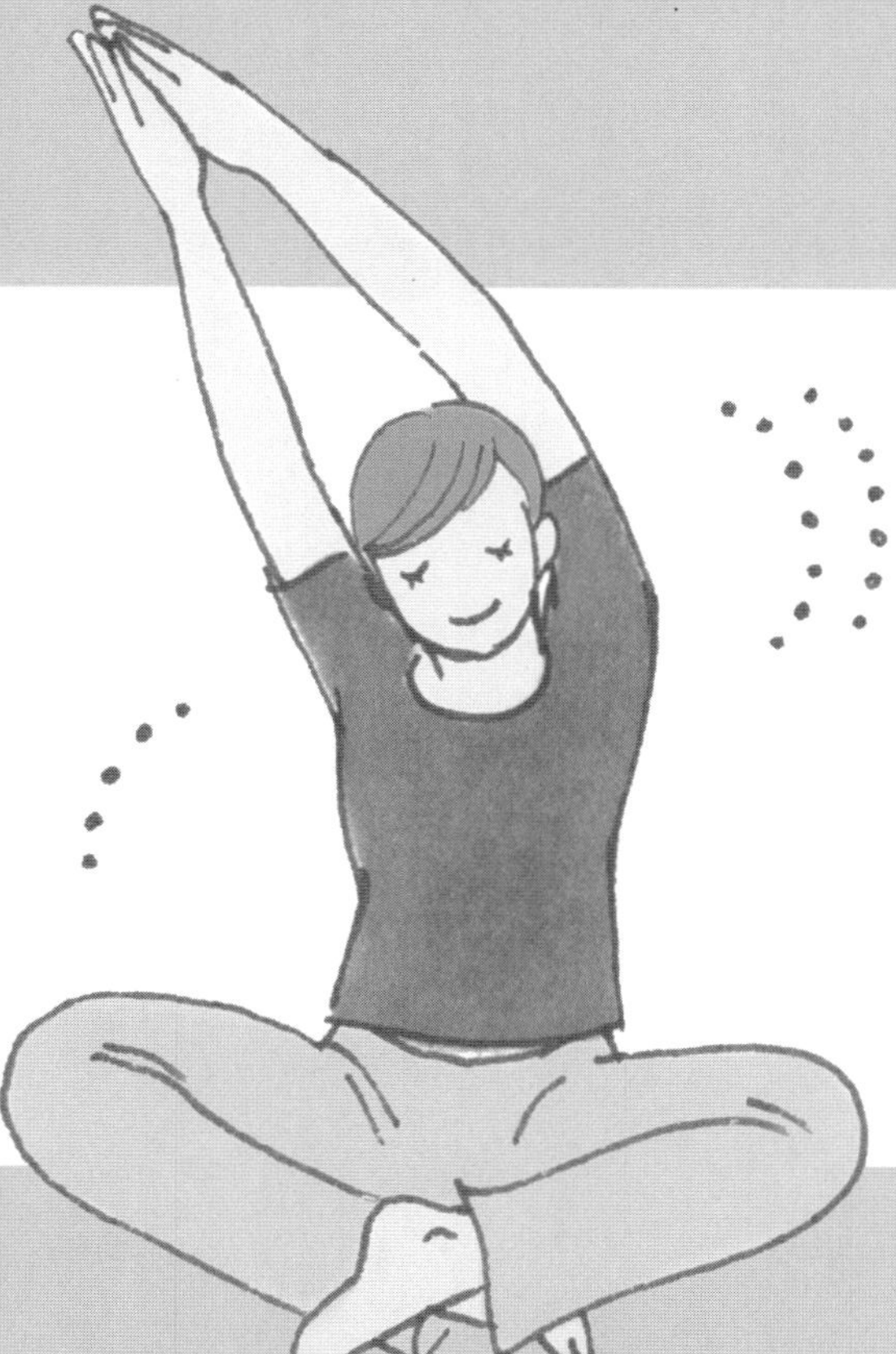

第5章

内臓タイプごとの体質改善法

薬じゃ病気は治らない

さて、顔症状から自分のからだの状態をつかむことができたでしょうか。内臓タイプごとの処方箋（本章P218～）をお渡しする前に、お話ししておきたいことがあります。それは、時として、どんなにすぐれた処方も病気に効かないことがある、ということです。

薬や最新の治療法、あるいは健康食品などによって「病気が治る」ことはありません。「いやいや、私は病院で処方された薬で治してもらいましたよ」という人もいるかもしれません。しかし、それは薬が治したのではないのです。

たとえば、ナイフで指を切ったとしましょう。

傷口にいくら薬を塗り込んだところで、細胞が増殖して分断された肉をつなぐ働きがないかぎり、絶対に治りません。

つまり、「自然治癒力」がなければ、どんなに医術や薬物療法を尽くしても、究極のところ、からだは治らないのです。

自然治癒力とは、すべての人間に備わっている健康を維持し、ケガや病気を治す力です。自然治癒力は、ケガや病気で壊された細胞を元に戻す「自己再生機能」と、ウイルスや細菌などの侵入者と戦う「自己防衛機能」の2つの力からなりたっています。

私も日々、患者さんのお薬や食事や生活面のアドバイスをしていますが、自然治癒力が落ちている患者さんは回復にとても時間がかかります。からだがしっかりしていて治癒力が備わっている人は、薬の効果も早くあらわれます。

薬や治療が、人を治す「助け」になるのは間違いありません。ときには、治りを早めたり、苦痛を紛らわせたりしてくれます。

しかし、最終的に、からだをもう一度、健康な状態にまで立て直すのは、自分自身の治す力なのです。

「あたりまえ」が尊い

病気を治すということは、特別なからだにすることではありません。なんでもおいしく食べられ、自分の足で好きなところへ行け、よく眠れ、便を気持ちよく出せる――これは至極ふつうのことですが、ひじょうにありがたく尊いことなのです。

ふつうに生活が送れるということは、本来、誰もが享受することができるものです。ラクをしよう、いい思いをしようとよけいな欲を出して、ふつう以上になろうとするところに、ひずみがあらわれるのではないでしょうか。

ふつうの生活といえば、現代人は、文明のおかげでずいぶん便利な生活を送っている面があります。たとえば、電力の発明で、夜が昼のように明るくなり、からだを動かさずともあちこち移動できるようになったのは、わずかここ数十年のことで、人類の歴史から見ると、ほんの一瞬前に起こった不自然な出来事です。

一見すると、快適便利になったように見える世の中ですが、「人間」という生き物からすると、いかに過酷な生活環境にあることでしょう。

深夜に活動する人が増え、睡眠時間が大幅にずれるようになりました。また、パソコンやテレビのおかげで、目は人類がこれまで経験したこともないような過酷な労働を強いられています。

さらに、クルマや工場から排出される汚れた空気、過剰な空調、多くの食品に含まれる食品添加物や残留農薬、食肉ブロイラーや養殖魚の飼育方法——なんでも手に入る時代ですが、ふつうの良いものは遠くなりました。

今からたった百年ほど昔の生活に思いを馳せてみると、いかに今日の生活があるべき人間の生活から大きく逸脱しているか想像に難くありません。

人間は健康になるようにできている

そんな生活環境の中、健康法ブームとやらが起こり、毎日のように新しい健康法が次から次とあらわれては消えていっています。

なかには、人間のからだのしくみや個々人の体質を無視したような極端な食事や生活を強いるような健康法もあります。

水飲み健康法などというのは、その一例です。飛行機の客室やエアコンの効いた部屋など極端に乾燥した空間にいるなら、意識的に水を多めにとる必要がありますが、ふつうの生活を送るなかで「水を1日2リットル飲む」などとノルマを決めて無理やり飲むのは、愚の骨頂です。

人間の腎臓はひじょうにすぐれモノで、からだに水分が足りなければ脳に命令して、ノドの渇きを感じとらせ、水を飲むように仕向けます。

からだの冷えている人が欲しくもない水を無理に飲むと、胃が膨れて食欲がなくなり、夜中のおしっこでたびたび起きることになります。

大事なのは、極端な食事法やいろいろな健康法をあれかこれかとハシゴすることではなく、ふつうの生活を送ること。

ふつうの生活を送ることこそが、自然治癒力を高めるいちばんの方法なのです。

それでは、「ふつうの生活」とはいったいどういうことでしょうか。

その基本となる「食事、睡眠、運動」の3つについてお話ししていきましょう。

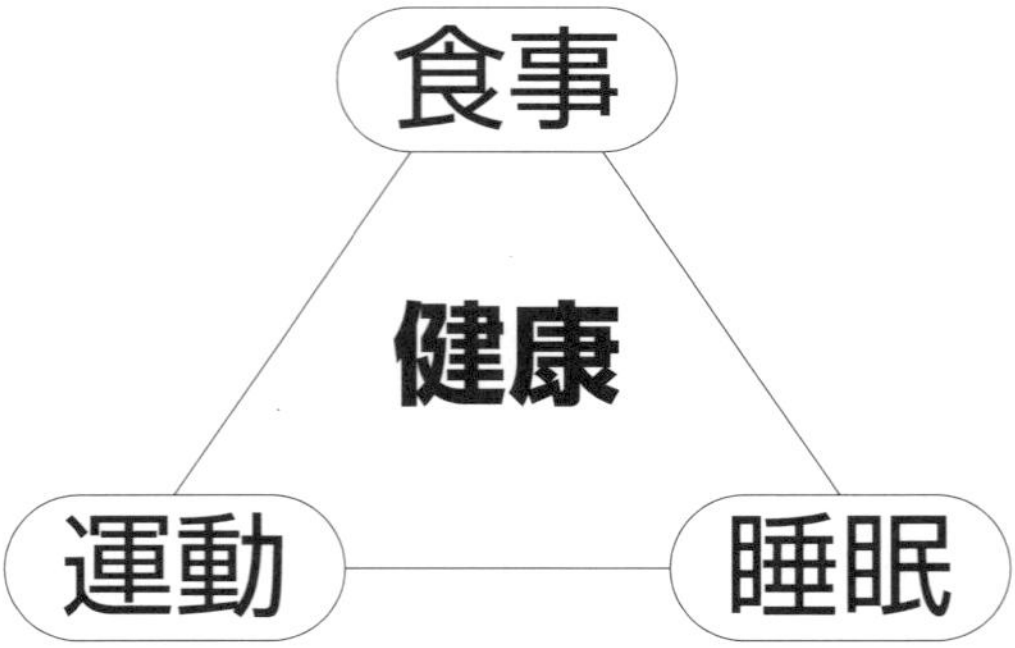

食事
咀嚼こそ健康のみなもと

自然のめぐみをそのままいただく方法

患者さんから「どんな食事をとったらいいでしょうか」と聞かれることがよくあります。そんなとき、私は冗談めかして「それでは、遺跡を掘り返してみたらどうですか」などと応えます。

縄文時代の遺跡から出土される土器や人骨などからは、当時の人々が玄米やあわ、ひえ、豆、どんぐり、野菜、近海の魚や海藻、まれに鹿や猪の肉などを食べていたことが推察されます。気候風土がはぐくんだ食べ物をバランスよく、しっかり噛んで食べていたことがうかがわれます。私たちの祖先が食べて、長い年月をかけてからだになじませてきた食べ物を食べることが、理想の食事なのではないかと思います。

中国医学の薬膳の思想に「身土不二《しんどふじ》」という言葉があります。「からだと気候風土は一体である」という考えをあらわす言葉です。

つまり、地元でとれた旬のめぐみを食べましょうということなのです。

たとえば日本では、暑い夏は、ナスやきゅうり、トマト、スイカなどからだの熱を冷ましてくれる食べ物が多く実り、寒い冬にはねぎやごぼう、さといもなどからだを温める食べ物がとれます。その土地に実るものを食べれば、自然とからだのバランスがとれるようにできているのです。

最近の研究では、旬の野菜や果物は味が良いだけでなく、ハウス栽培などで育てたものより、ビタミンミネラルが豊富に含まれていることが証明されています。たとえば、冬にとれた旬のほうれん草は、夏場のほうれん草の3〜8倍のビタミンCが含まれることがわかっています。

ハウス栽培や冷蔵技術が発達していなかった時代は、人々はその季節に、その土地で収穫された自然のめぐみを食べていました。

この食事法こそが、もっとも栄養価が高く、人間のからだに合った最高の健康法で、ごく簡単で誰にでも実践できる薬膳料理の基本です。

最近は、空輸便の発達で世界中の生鮮野菜が食卓に届くようになりましたが、身土不二の精神からすると、あまりのぞましいことではありません。たとえば、南の国ではからだの熱を冷ます性質のある果物が豊富にとれます。1年中、暑い国の人々はそれでからだの熱を冷やして健康を保つのです。しかし、北半球にいる私たち日本人が、そうした果物を寒い季節に食べると、からだを冷やしてしまいます。バナナがその例です。

四季折々に収穫される日本の食べ物を楽しむことは、健康で丈夫なからだづくりに直結し、本来の意味での、ゆたかな食文化にもつながるのです。

食事はバランスと咀嚼がポイント

1日のはじめに食べる朝食は、その日の活動エネルギーのみなもとになります。

食事はバランスが大切です。主食の米と雑穀は、食事全体の半分の量。残り半分は、豆類などの植物性タンパク質、野菜や果物、海藻などの食物繊維やビタミン類、魚介類や牛豚鶏肉、鶏卵などの動物性タンパク質をそれぞれ3分の1ずつ食べます。

私は毎朝、主食に小豆入り玄米ご飯をお茶碗に軽く1杯、副食には季節の野菜と豆腐が入ったお味噌汁、丸干しや干物などの焼き魚、大根おろしにシラス、昆布の佃煮、おひたしなどを約45分かけてゆっくり食べます。

玄米ご飯は、玄米に1割の小豆を加え一晩水に浸し、ふつうの電気釜で炊きます。これに全体が黒っぽくなるぐらいの、すりつぶしていない黒胡麻を振りかけて食べます。

黒胡麻をすりつぶさないのは、どのくらい嚙めているのかを確かめるためです。食べはじめると、胡麻がプチプチと音を立てます。鳴っているうちは、玄米もよくまだ嚙めていないのです。プチプチ鳴らなくなったら、さらにもう少し咀嚼します。

一口につき何回嚙んでいるかは数えたことがありませんが、50回ぐらいは嚙んでいるか

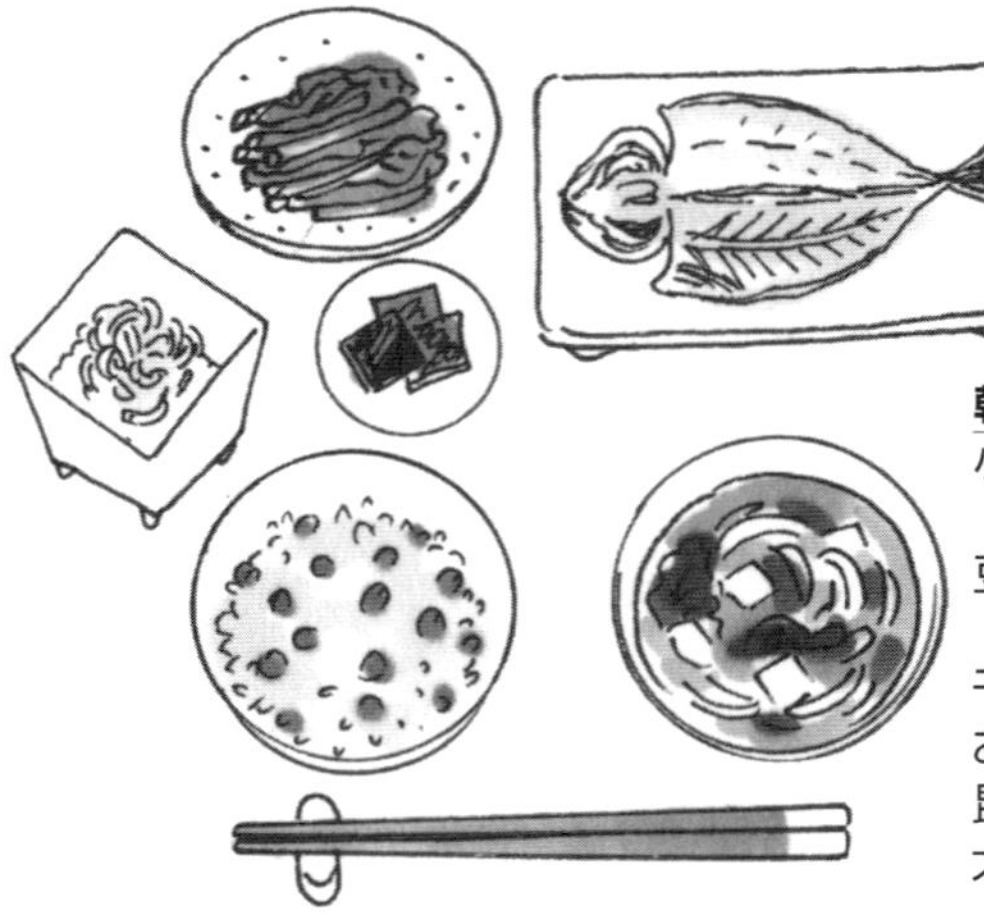

朝食の献立

小豆入り玄米ご飯
（黒ゴマかけ）
豆腐と
旬野菜のお味噌汁
干物・丸干し
おひたし
昆布の佃煮
大根おろししらすのせ

もしれません。

よく嚙んでいるあいだに、米は唾液と十分混じり、ほんのりとした甘みがにじみ出てなんともいえないおいしさになります。また、咀嚼しているあいだに、胃腸は消化液を分泌して食べ物を受け入れる態勢ができます。

お米は、白米よりも胚芽米、玄米を食べることです。玄米は深いコクと味わいがあるので、食べたあとの充足感も白米にまさります。（ただし、胃腸が弱くしょっちゅう下痢をしてしまう人や、歯が悪い人はそれらを治してから玄米食にしてください）

ヌカや胚芽はたくさんの栄養素が詰まっています。玄米は発芽しますが、白米から芽が出ることはありません。生命を支えるいちばん大事な部分が取り除かれているのです。白米は、食物繊維やビタミン、ミネラルの多くが捨てられている状態の食べ物なのです。それはあまりにもったいない話ではありませんか。

中国薬膳の考え方として「一物全体《いちぶつぜんたい》」というものがあります。「一つのものをできるだけまるごと食べる」という考え方です。

生命体をかたちづくる成分（栄養素）は、微妙なバランスで命を支えているのです。このため、そのバランスごと摂取することが、からだにとってたいへんに有効であると中国では古くから言われてきました。

米なら玄米、魚なら頭から尻尾まで、大根なら葉っぱや皮から根っこまで、というように、できるだけまるごと全部を食べるように心がけることが、食養生の基本です。

昼食は、そばやうどんなどの軽めのものをいただきます。昼は空腹をまぎらわせる程度の食事がちょうどいいのです。

夜は、たいてい鍋物になります。昆布と白身魚でだしをとって、季節の野菜をふんだんに入れます。私はお酒を少し呑むので、ご飯や麺類はいただきません。夜はあまり活動しないので、エネルギー源の糖質はとりすぎないように注意し、ビタミンミネラル、食物繊維と良質のタンパク質を中心にします。

夜はからだの休息時間なので、カロリーをとりすぎないことです。夜の食べすぎは、肥満を招き、胃腸に負担をかけ、朝食をまずくします。

朝食抜きで健康になるか？

朝食を食べない人が増えています。聞けば「時間がない」「食欲がない」というのが、その理由のようです。朝食が食べられないというのは、病気に近い状態です。朝食が食べられない人は、宵っ張りであったり、夜遅くに間食をして胃腸を疲れさせていることが多いのです。そのため、内臓疲労から朝起きるのがしんどくなり、朝食を抜くのが習慣になります。一種の悪循環が起きているのです。

朝食は1日の肉体労働、頭脳労働を支えるエネルギー源です。最近は、朝食抜き健康法なども流行っているようですが、これはあくまで、胃腸が弱っていて朝ご飯が食べられない人は無理やり食べるなという程度のことです。おいしく食べられるのが、ふつうなのです。

朝ご飯がおいしいというのは、健康の証です。朝は食欲がないという人は、朝食がおいしくなるような生活習慣を取り戻しましょう。

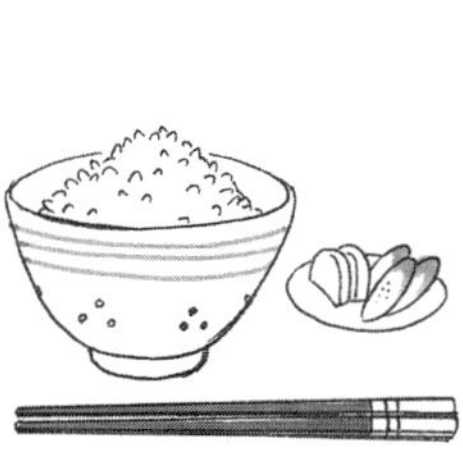

睡眠

質の高い睡眠でからだを新生する

何時に寝るかが睡眠の質を左右する

人間に必要とされる睡眠時間は諸説ありますが、通常1日7〜8時間を欲する人が多いようです。睡眠は長さも大切ですが、なにより「質」がものをいいます。寝ても疲れがとれない原因は、「睡眠の時間帯」と、「眠りの深さ」の2つにあります。人間のからだには「時計」があります。いわゆる体内時計というもので、からだは体内時計にしたがって、生理機能を働かせています。

朝は日がのぼるにつれて体温が上昇し、日が暮れる夕方にピークを迎え、それ以降は、徐々に下がっていきます。人類が昼も夜もなく活動するようになったのはたかだか百年。それまでは何百万年ものあいだ、暗くなったら眠り、明るくなったら起きる生活を送ってきました。太古から受け継がれてきた人間の遺伝子は、からだが太陽の動きと合わせて動くよう、おのずと設定されているのです。

日中は「体力を発散する時間帯」で、夜は「体力を補充する時間帯」です。

夜も活動時間にして、日中と同じように体力を消耗していると、疲労を回復し、体力を養う時間が不足して、どっと疲れてしまうのです。

かといって、夜更かししたぶん、朝寝坊をすれば採算が合う、という単純なものでもありません。

朝が近づくと、太陽の上昇とともにからだは活動の準備をはじめます。そのため、体力をため込む作業がストップし、いくら寝ても疲労感がぬぐいきれないという悪循環を生むのです。

体力の貯蔵、からだの回復に脂がのるピークの時間帯は夜10時から深夜の2時です。

たとえば、深夜3時に寝て10時間睡眠をとるより、夜11時に寝て朝7時に起きるほうが、ずっとからだの疲れがとれているはずです。

ですから、少なくとも日付が変わる12時前には就寝することが大切です。理想をいえば夜10時、11時頃がベストです。

また、眠りの深さも、睡眠の質を左右します。眠りが浅いと、からだは十分に休めません。生活リズムの乱れで眠りが浅くなることもありますが、五臓の肝の緊張や心の過亢進など内臓の不調、日中に蓄積された精神的ストレスで、夜の睡眠が阻害されることもあります。

ちなみに、漢方処方などに配合される酸棗仁《さんそうにん》という木の実は一種の脳の栄養剤で、深い眠りに導く働きがあります。睡眠薬とちがい、習慣性がなく、昼間は脳がよく働き、眠くなることもない自然の薬で、眠りの浅い人におすすめです。

副交感神経を高める入浴法、呼吸法

「眠り」は自律神経の働きと深く関係しています。自律神経は呼吸、循環、消化吸収、排泄、体温など人間の生命活動をコントロールしています。自律神経には、活動を活発にする交感神経と、からだを休ませる副交感神経とがあります。

副交感神経が優位になると、からだの免疫力が向上し、血行がよくなります。ガンや生活習慣病などあらゆる病気を治癒させる働きがあるとされるのが、副交感神経です。

昼間、活動しているときは交感神経が優位になり、夜休むときには副交感神経が優位になります。眠りが浅かったり、寝つきが悪いという人は、交感神経と副交感神経のスイッチの切り替えがうまく働いていないのです。

眠りが浅いという人は、内臓の不調を正すとともに、次に紹介する入浴法や呼吸法でからだが眠りに入りやすい状態をつくってあげることが大切です。

毎日の入浴は体調に合わせてちょっと工夫すれば、自律神経の切り替えをコントロールするのにおおいに役立ちます。

朝起きて頭がぼんやりしているときは、熱めのシャワーやお風呂が効果的です。交感神経が活発になって、すっきりと目が覚めます。

夜寝る前は、ぬるめのお湯にゆっくりと浸かります。血行がおだやかに促進されて、からだがリラックスします。こんな状態のときは副交感神経が優位になっているので、お風呂から上がったらひと休みして、そのまま布団に入ってしまえばぐっすり朝まで熟睡できます。薬草やハーブを使った入浴剤を手づくりで楽しんでもよいでしょう。

それでも寝つけないようだったら、布団に入ったまま腹式呼吸をしてみてください。腹式呼吸をすると、からだがリラックスして副交感神経が高まってきます。お腹に空気を入れる感覚で、鼻で息をゆっくり吸って、ゆっくり吐き出す。息を吸うときはお腹を膨らませ、息を吐くときはお腹をへこませます。なるべくゆっくりとやるのがポイントです。

それでも、寝つけなかったとしても、あまり心配しないでください。からだを横にして腹式呼吸を続けていれば、起きているよりはずっと休まり、肝臓では、血液が帰ってきて浄化と再生の作業がおこなわれています。

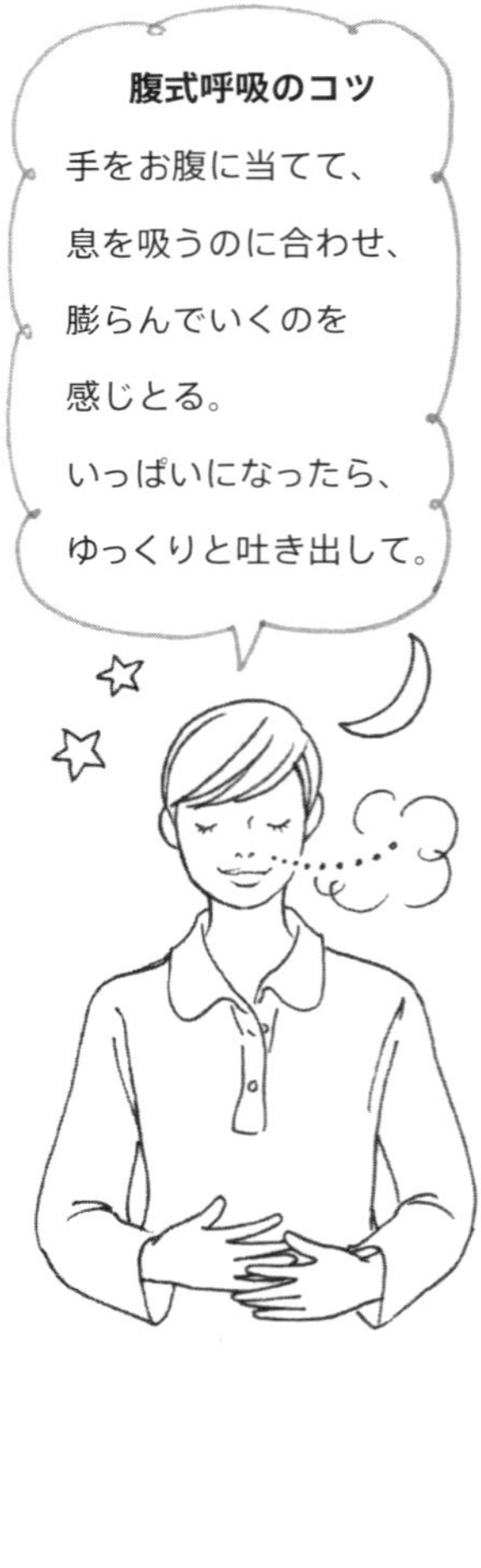
腹式呼吸のコツ
手をお腹に当てて、
息を吸うのに合わせ、
膨らんでいくのを
感じとる。
いっぱいになったら、
ゆっくりと吐き出して。

運動

朝の散歩は体調をよくする

下半身を中心に鍛える

私は毎朝6時に起きるとシャワーを浴び、5分ほど足腰の筋肉を強めるストレッチをします。そのあと、犬を連れて30分の散歩に出かけます。それから朝食をとり、自宅から6キロ離れた仕事場まで自転車で20分かけて行きます。

ほぼ毎日、欠かすことなく体操と運動を続けています。長く続けられる理由は「気持ちいいから」の一言に尽きるかと思います。

交通機関の発達と家事労働の機械化で、現代人は、つねに運動不足状態にあります。積極的に生活に運動を取り入れる工夫が必要です。

運動は、全身の血行をよくするとともに、足腰を丈夫にし、副交感神経を刺激してからだをリラックスさせる効果があります。

とくに朝の散歩は、新鮮な空気を肺に取り入れてからだをリフレッシュさせ、体内時計をリセットしてくれます。朝の太陽に当たると、生活リズムの乱れが調整されて、新しくスタートすることができるのです。その結果、昼間はバリバリ働け、夜はぐっすり眠れるようになります。

人間のからだの筋肉は、ヘソから下の下半身に多く集まっています。散歩やマラソンで足を鍛えることは、全身の筋肉を鍛えるに近いのです。中国医学では、からだを上《じよう》焦《しよう》（心・肺）、中焦《ちゆうしよう》（脾・胃腸）、下焦《げしよう》（肝・腎）の3つに分けています。上焦は胸部にあたり、中焦は横隔膜からヘソ上、下焦はヘソ下に位置します。

つまり、あらゆる老化現象を起こす腎の衰弱は、ヘソ下のおとろえによるもので、足腰を鍛えることによって老化を予防することができるのです。

精力減退、無気力、歯のおとろえ、薄毛、冷え症などの老化現象をできるだけ防ぎたいと思う人は、ぜひ足腰を鍛えてください。これが「アンチエイジング」の秘策です。また、女性は比較的、骨粗鬆症を起こしやすい傾向があるので、意識的に運動や散歩を取り入れて、骨に負荷をかけることで骨密度を上げる心がけが必要です。

「楽天の思考 物事の二面性を見る」

感情はコントロールできる

中国医学では三千年も昔から、人間は「心身一如」、からだとこころは一体であることを説いてきました。どれだけ健康的な生活を送っても、どれだけすぐれた薬を使っても、こころが健全でないと病気を呼び起こすことになります。

こころが健全でない状態とは、167ページで触れたように「七情」が極端に高まったとき。七情とは「怒る、喜ぶ、憂う、思う、悲しむ、驚く、恐れる」の7つの感情です。

怒りすぎは肝を傷め、喜びすぎは心を病ませ、考えすぎ（憂う、思う）は胃腸の働きを悪くします。また、悲しみは肺を病み、驚きや恐怖の感情は腎を傷めます。

こうした感情の高まりが長く続くと、五臓に悪影響をおよぼして、ついには病気になってしまうのです。

気がかりなことがあって食欲がでない、とても嬉しいことがあって心臓のドキドキが止まらないといったことは、誰しも人生の局面で繰り返し経験すると思います。これは生きていくうえで当然のことですが、あまりに強い情動はからだを蝕みます。感情に身を任せず、できるだけ自分のこころをコントロールする力を養うことも必要です。

世間を生きていく以上、「自分じゃどうにもならない」ということは起こります。

じつは、中国医学では、こうした感情を上手にコントロールするための、誰にでも実践できるヒントを与えてくれているのです。

「生があれば死がある」という必然

そのヒントとは、「陰陽説」です。陰陽説は、「世の中にあるすべてのものは、対立する二面性をもつ」とする考え方です。これは陰か陽かのどちらかでしかない、という考え方ではありません。「一つの物事には、かならず陰と陽の2つの面が同時に存在している」という考え方、ものの見方なのです。

ここに1枚の紙があります。この紙には、裏と表があります。裏だけの紙や表だけの紙は絶対に存在しないのです。紙をひっくり返せば、表は裏となり、裏は表となります。これは、この世の中すべての事象にも共通している事実なのです。

たとえば、幼い子どもはよく些細なことで腹痛を起こしたり、風邪を引いたりします。それは現象だけを見ればマイナス（陰）ですが、それを繰り返すことによって、人間は抵抗力を身につけて、丈夫なからだを獲得するというプラス（陽）の要素もあるのです。

腹痛はよくないからと無菌パックされた食べ物だけを与え、風邪を引かないようにと家の中に閉じ込めていたら、子どもは丈夫に育ちません。

アトピーにしても同じです。かゆみはつらいもので、それ自体はマイナスです。しかし、かゆみはかゆみを治そうとする自然治癒力を強める契機となっています。かゆみは、免疫力を正常にしていく学びの過程での出来事なのです。問題は、プラス面を見ずにかゆみを100％悪いものと決めつけて、ステロイド剤などの強い薬で湿疹とかゆみを完全に抑え込もうとすることです。

そうすると、からだの自然治癒力はどんどん後退し、結局治りにくくしてしまうのです。かゆみは病気を治して、からだを丈夫にしてくれる一つのきっかけでもあるのです。

こうした事実は、私たちの身のまわりに、日々起こっている事柄においても、まったく同じことです。たとえば、仕事に失敗しても、それによって自分の至らぬ点を知らされて、より成長することができます。逆に仕事に成功した場合は、さらに責任ある立場、仕事を任されるという重みを負うことにもなります。

そう考えると、世の中には悲しいだけの事柄、嬉しいだけの事柄はないのです。かならず、マイナスとプラス、陰と陽の要素を含んでいるのです。

私が中国医学に出会って陰陽説を知ることができたことは、私の人生を気楽なものにしてくれました。悪いことの中にはかならずいいことがある、いいことの中にも悪いことはある、そう考えることで、人生に起こるどんな出来事も前向きに受けとめることができ、こころが軽くなるのです。

生があれば、かならず死がある。これは生まれたときにすべての生命に約束された陰陽世界の決まりごとです。死という「陰」は必然のことで、恐れる必要はなく、ただ受けとめればよいだけのものなのです。

物事のもう一面を見る、自分の立ち位置をちょっと変えて物事を見る――それだけで病気や死や人生を恐れることのない「楽天」的な人生を送ることができるのです。

「五臓」内臓タイプごとの処方箋

前後2つの臓器をチェックする

ここでは五臓ごとの処方箋（治療法）を紹介します。第4章の五臓チェックで導き出された内臓タイプ（点数がいちばん高かった臓器）を中心に見てください。

そのほか、比較的チェックが多い臓器も、影響を受けて弱っている可能性が大です。合わせて参考にしてください。

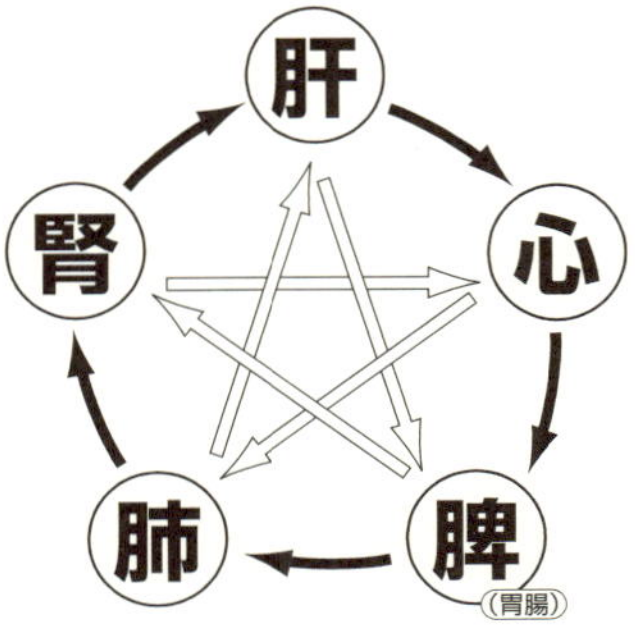

肝タイプの処方箋

その1　食べ物　緑黄色野菜が肝に効く（増血作用）

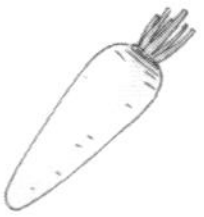
にんじん

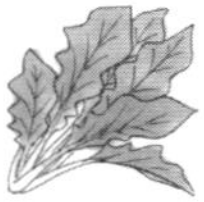
ほうれん草

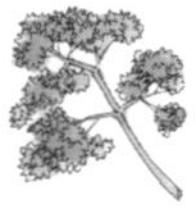
パセリ

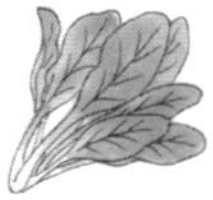
小松菜

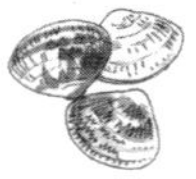
あさり

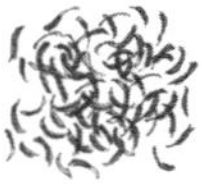
ひじき

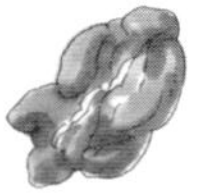
レバー

酸味が効く！

酢の物
レモン
梅干

その2　生　活　激しい感情を抑え、睡眠をしっかりとる

- 肝臓が回復して、血液が再生されるのは睡眠時。12時前就寝を心がけましょう。
- 怒りや緊張は肝臓を傷めるもとです。深呼吸で心を落ち着けて。

その3　要注意シーズン　春は肝臓の繁盛期

- 代謝が活発になる春は肝臓が忙しく働きます。休息をしっかりとって無理をしないこと。

肝の漢方処方

逍遥散（丸）／杞菊地黄丸

処方その1　食べ物　緑黄色野菜が肝に効く

肝臓は、肝臓で浄化・再生した血液によって全身を養い、みずからも養っています。肝が正常に働けるようにするには、血液を増やすことが大切です。肝が弱い人は、造血力の高い食品を積極的にとること。にんじん、パセリ、ほうれん草、ブロッコリーなどの緑黄色野菜、レバー、あさり、ハマグリ、しじみなどが血液を増やす食品です。

肝臓が弱い人は、酢の物や柑橘類などの酸味を好む傾向にあります。

適度な酸味は、肝の働きを正常にして、からだの疲れをとり精神のいらだちを抑えます。また、目の疲れをいやし、眠りを深くして胃腸の働きを高める作用もありますが、酸味の強い食品をとりすぎると、胃腸の働きを障害し、胃炎を起こす原因となります。

処方その2　生活　激しい感情を抑え、睡眠をしっかりとる

肝は、ストレスを受けとめる臓器です。精神的なストレスは、肝を高ぶらせ、肝臓と

相克関係にある胃腸にも影響をおよぼします。神経性胃炎はその例です。

怒りや緊張など激しい感情を感じたら、深呼吸をしたり、気を紛らわしたりして、感情をコントロールするようにつとめてください。

肝にたくわえられた血はからだを動かしたり、物事を考えたりするときに消費されます。消費される一方では、肝臓が疲弊してしまいます。

肝が血液をリフレッシュさせるのは、からだが活動を休む睡眠の時間帯。床に入るのは、理想をいえば夜10時から11時、遅くとも12時前と決めて、7〜8時間の睡眠をとりたいものです。

処方その3 要注意シーズン 春は肝臓の繁盛期

芽生えの春は、自然のエネルギーが高まる季節。この時期は、人も影響を受けて、エネルギッシュになるとともに、代謝が高まるので肝臓は忙しくなります。

肝をあまり高ぶらせないように、春は無理をせず、気持ちをゆったりとさせて過ごすことです。

肝の漢方処方

逍遥散《しょうようさん》(丸《がん》) 肝と胃腸に効き 更年期障害を軽減	逍遥とは「さまよう」という意味がありますが、一定でない症状を対象とするため、このような名称がついていると思われます。 更年期の女性には不定愁訴が起こることが多く、この処方がよく使われます。突発的にのぼせて汗ばむ人には、上半身の熱を冷ます生薬を足した加味逍遥散を用います。 おもな効能は、五臓の肝の働きをよくし、その影響を受けている脾（胃腸）を健全にすることです。イライラ、不眠、食欲のむら、便秘と下痢の繰り返しなどを改善します。
杞菊地黄丸《こぎくじおうがん》 肝腎を強化して 目・耳を守る	肝を強め増血し、とくに目を養う「飲む目薬」として高い効果があります。眼精疲労、加齢からくる目の障害（白内障、老眼など）に高い即効性があります。腎を補う作用もすぐれ、目・耳の強化、老化防止に役立ちます。

心タイプの処方箋

その1	食べ物	赤い食べ物が効く

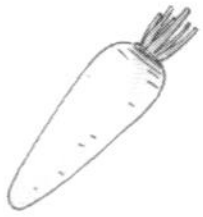
にんじん

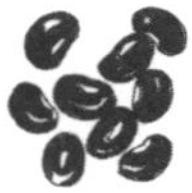
小豆

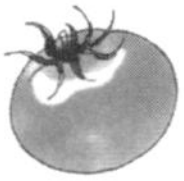
トマト

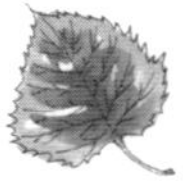
紫蘇

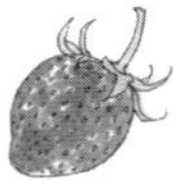
いちご

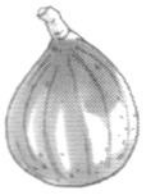
いちじく

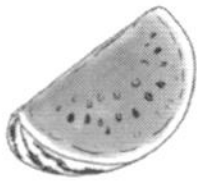
すいか

苦味が効く！
魚のはらわた
春菊
緑茶

その2	生　活	軽い運動は血管を強化する

- 散歩やストレッチなど負荷のごく軽い運動は心臓を丈夫にする手助けになります。
- 入浴は、ぬるめの湯に乳下までつかる。熱い湯は心臓に負担をかけます。

その3	要注意シーズン	酷暑・厳寒は心臓のピンチ

- 極端な暑さや寒さは、どちらも心臓に負担をかけます。夏や冬は、快適に過ごせる生活環境づくりを工夫しましょう。

心の漢方処方

冠元顆粒／炙甘草湯／牛黄清心丸／心沙棘

処方その1　食べ物　赤い食べ物が効く

赤い食べ物は、血液をサラサラにする効果が高いものが多くあります。にんじん、トマト、いちご、すいか、小豆など赤みのある食べ物、また豚の心臓などが心を養います。心筋梗塞や狭心症、高血圧は、ドロドロの血液が血管に詰まることで起こります。味の濃い食事や脂肪分の多い肉食は血液を汚し、血管をふさぎ、心臓に負担をかけます。血液が浄化されれば、キレイな血液で血管が修復され、血流の抵抗も下がります。心臓が弱くのぼせやすい人はコーヒーやお茶など苦味のある飲食物を好む傾向があります。苦味は大便や小便の排泄をうながしたり、熱を冷ます働きがあります。魚のはらわた、レバー、春菊、緑茶などが心臓をいやす苦味がある食べ物です。

処方その2　生活　軽い運動は血管を強化する

重い荷物を持ったり、急に駆けたり、長時間走ったりするような過激な運動は、心臓をいじめる行為。ただし、散歩やストレッチなどの軽い運動は心臓を丈夫にする助けになります。適度な運動で血流を増やすことは、血管にバイパスをつくります。血液量が増えるため、障害を受けていた心筋などの回復に役立つのです。ただし、心臓に疾患があり、運動を止められている人は医師とよく相談してください。

入浴は、熱い湯に肩まで浸かるのは禁物。全身にかかる水圧と、急激な血行促進で心臓に負担をかけます。乳下のラインから上は湯に浸からずに、ぬるめの湯に入るのが適しています。

処方その3　要注意シーズン　酷暑・厳寒は心臓のピンチ

夏は、からだに熱がこもり、大量に汗をかき、エネルギーを消費する季節。酷暑は、心臓に負担をかけます。日が高いあいだは、あちこち出歩いたり、スポーツをするのは避けましょう。のぼせや熱っぽさを感じるときは、適宜、緑茶やトマト、きゅうりなどからだの熱を冷ます食品をとりましょう。

1～3月の寒い季節も危険。寒さで血管が収縮して心臓に負担をかけます。

心の漢方処方

冠元顆粒《かんげんかりゅう》 血行障害の改善	血栓予防効果のある中国の冠心Ⅱ号方《かんしんにごうほう》をもとにした処方。ストレスに強くなる生薬を増量し、血行障害にも広く応用。シソ科植物の根「丹参《たんじん》」を含み、脳や心臓の血行を改善します。精神を安定させ、睡眠を深くする作用もあります。
炙甘草湯《しやかんぞうとう》 動悸・息切れ 不整脈に効果的	一種の強心剤で、動悸や息切れを改善します。不整脈を整える作用もあります。
牛黄清心丸《ごおうせいしんがん》 強心効果がある 生薬	牛黄は、牛の胆石で強心、精神安定、意識覚醒などにすぐれた貴重な生薬。心臓衰弱による動悸、不安、不眠、息切れ、高血圧によるふらつき、意識朦朧などをよく救います。
心沙棘《しんさーじ》 （食品扱い）	食品としてあつかわれる生薬で、砂漠に植生する沙棘の実に含まれるフラボン類を多く含んでいます。胸の圧迫感があるときに噛んで食べることをおすすめします。

胃腸（脾）タイプの処方箋

その1　食べ物　黄色い食べ物が効く

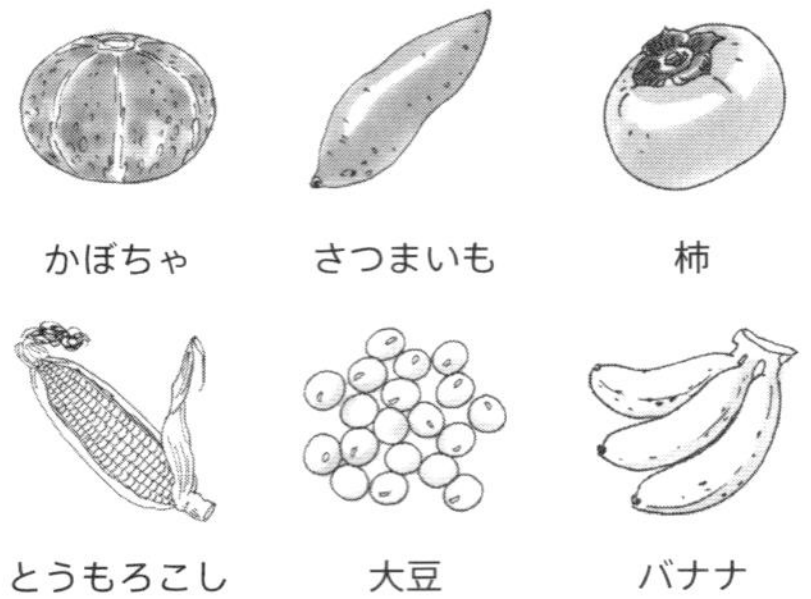

甘味が効く！
はちみつ
黒糖
オリゴ糖

その2　食べ方　噛むことは胃腸の薬になる

胃腸病は、咀嚼でかなり改善されます。
ひとくち30回をめやす（玄米なら50回以上）に噛みましょう。

その3　こころ　取り越し苦労は胃腸を病む

取り越し苦労や怒りは胃腸に悪影響を与えます。
自分なりの気分転換法を見つけましょう。

その4　要注意シーズン　梅雨時は胃腸に注意

湿度の高い梅雨時は、水分のとりすぎと
食品の衛生管理に注意しましょう。

胃腸（脾）の漢方処方

香砂六君子湯／人参湯／舒肝丸

処方その1　食べ物　黄色い食べ物が効く

胃腸が悪い人は、甘いものを好む傾向にあります。甘いものが猛烈に食べたくなるときは、胃炎の前兆であることがあります。胃腸に効くのは、適度な甘みがあって黄色い食べ物。かぼちゃ、とうもろこし、さつまいも、大豆、柿などがあてはまります。甘いものが食べたくなったら、お菓子のように砂糖を多く含み、甘みが強すぎる食べ物は避けて、リンゴや柿、ハチミツなどから、甘味をとることをおすすめします。

処方その2　食べ方　噛むことは胃腸の薬になる

胃腸を丈夫にして消化吸収をよくするには、よく噛んで食べることが大切。ひとくち30回以上咀嚼することです。胃炎や胃潰瘍があるときは、ニラ粥がおすすめです。米をよく噛んでいると、口の中にほのかな甘みが広がります。これは炭水化物が分解されることで出てくる甘さ。天然の胃腸薬です。

処方その3　こころ　取り越し苦労は胃腸を病む

思い悩むことは、胃液や胃の活動を止めてしまいます。

胃は取り越し苦労をしたり、クヨクヨと思い悩んだり、怒ったりする感情の変化に敏感に反応しています。

心配事を抱えたままの食事は、消化不良のもとです。少し開き直って、運動、読書、おしゃべりなどで気分転換をしましょう。

処方その4　要注意シーズン　梅雨時は胃腸に注意

胃腸が弱りやすいのは梅雨時。湿気が強いので、からだの水分が発散されず、胃腸の働きが鈍ります。

また、食べ物の腐敗が速いので細菌が増殖しやすく、食中毒を起こすことがあります。

梅雨時は水分のとりすぎに注意し、食品の衛生に気をつけましょう。

胃腸（脾）の漢方処方

香《こう》砂《しゃ》六《りつ》君《くん》子《し》湯《とう》 胃もたれ、胃痛 むかつきに効く	朝鮮人参を主薬とした処方で、胃腸の働きが悪い、胃炎や胃痛などにも効果的です。食欲不振、胃もたれ、むかつき、大便がゆるい、舌苔が白く厚いなどの症状を改善します。
人《にん》参《じん》湯《とう》 からだの冷え 胃腸虚弱が 気になる人に	おなかをよく温め、胃腸の働きをよくする作用があります。おなかや手足、あるいは全身が冷えやすく、よく下痢をする人に用います。冷たい飲食物をとると、腹痛や下痢が起こりやすい人にもよい処方です。口の中の唾液が多い、慢性的な消化不良などの症状に用いることもあります。
舒《じょ》肝《かん》丸《がん》（開《かい》気《き》丸《がん》） ストレスなどから くる胃腸不調に	中国医学的には、肝に効く処方ですが、作用としては、精神的ストレスによって胃が痛む、お腹が張る、食欲がないなどの症状の改善に用います。

肺タイプの処方箋

その1	食べ物	白い食べ物が効く

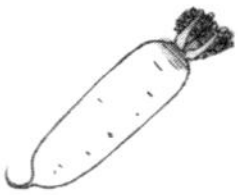

大根

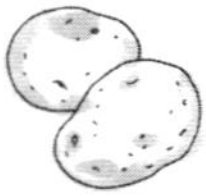

じゃがいも

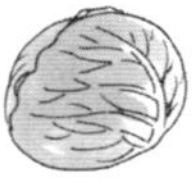

キャベツ

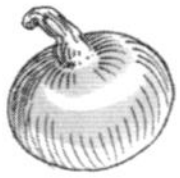

玉ねぎ

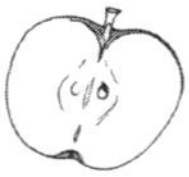

りんご

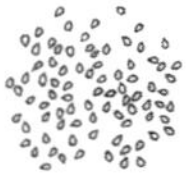

白ゴマ

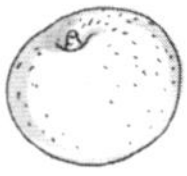

なし

辛味が効く！
唐辛子
ねぎ
にんにく

その2	運　動	新鮮な空気は肺の良薬

- 朝の新鮮な空気を胸いっぱい呼吸することは呼吸器を強化します。
- マラソンや皮膚摩擦は、呼吸器や皮膚に適度な刺激を与えて、丈夫にします。

その3	要注意シーズン	秋は呼吸器が傷みやすい時期

- 空気が冷たく乾燥する秋は、呼吸器が不調になりやすくなります。
- 夏から秋の季節の変わり目は、保温や加湿、手洗いうがいを徹底します。

肺の漢方処方

八仙丸／麦門冬湯／麻杏止咳錠／青海冬夏泉

処方その1　食べ物　白い食べ物が効く

肺が弱い人は、唐辛子やねぎ、にんにくなどの辛味を好む傾向にあります。これらの香辛料は発汗を促して、皮膚の抵抗力を上げて風邪の感染症などを予防する働きがあります。ただし、とりすぎは肺を乾燥させ、胃腸も傷めるのでほどほどに控えてください。大根、キャベツ、じゃがいも、玉ねぎ、白ゴマなどの白っぽい食べ物は、肺をうるおす効能があります。

これらの食品は、食物繊維も豊富なので、肺と主従関係にある大腸にもよく働きかけ、便通をよくします。

処方その2　運　動　新鮮な空気は肺の良薬

肺を丈夫にするには、新鮮な空気をたくさん吸うことです。空気が澄んでいる朝に散歩する時間をもちましょう。

体力がある人は、1～2キロの軽いマラソンをするのもよいでしょう。たくさん呼吸をすることで、肺が鍛えられます。皮膚摩擦や冷水摩擦も、皮膚の血行をよくして丈夫にします。寒い日にマラソンをするとノドを傷めることもあります。寒さや乾燥が強い日はマスクなどをしてノドを守ります。

慢性鼻炎の症状がある人は、鼻が詰まっているため、つねに脳が酸欠になっている状態で、頭がすっきりせず、落ち着かずイライラします。鼻づまりは放置しないで、鼻淵《びえん》丸《がん》などの漢方薬で鼻のとおりをよくすることが大切です。

処方その3 要注意シーズン 秋は呼吸器が傷みやすい時期

空気が冷えて乾きはじめる秋は、皮膚や呼吸器の粘膜を乾燥させ、風邪などを引きやすくします。気温が下がることで、からだも冷えやすくなるので、肺が弱い人は服を1枚多く羽織るようにして、季節の変化に徐々にからだを慣らしていくことです。

ノドや口の中、皮膚などの乾燥を感じる人は、部屋の加湿をお忘れなく。

肺の漢方処方

八仙丸《はっせんがん》 （麦味地黄丸《ばくみじおうがん》） 体力が落ち ほてりやすい人に	慢性的なセキが続き風邪を引きやすく、ノドをはらしやすい人、アレルギー体質、虚弱者の保健薬。肺と腎を強化する効果があります。手足がほてる、口が乾くが多くの水は飲めない、微熱が続くなどの症状は肺・腎が弱っています。
麦門冬湯《ばくもんどうとう》 慢性の肺不調、 しつこい セキ・痰に効果的	連続的なセキ、胸の深いところからこみあげるようなセキ、痰が切れにくいなどの症状に効きます。慢性気管支炎、慢性喉喉炎、高齢者のセキにも効果的です。甘い味の潤肺糖《じゅんぱいとう》漿《しょう》も同様の症状に効きます。
麻杏止咳錠《まきょうしがいじょう》 風邪による セキや痰を やわらげる	風邪などによるセキで、粘度の高い黄色い痰が出る場合に用います。麻杏甘石湯《まきょうかんせきとう》も同様の作用があります。
青海冬夏泉《せいかいとうかせん》 （食品扱い）	中国青海省産の冬虫夏草《とうちゅうかそう》を主成分とするアンプル剤。冬虫夏草はキノコの一種で免疫力の向上に役立つとされます。

腎タイプの処方箋

その1	食べ物	黒くてヌメヌメした食べ物が効く

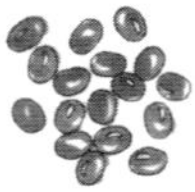
黒豆

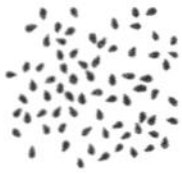
黒ゴマ

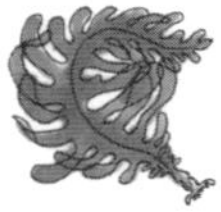
わかめ

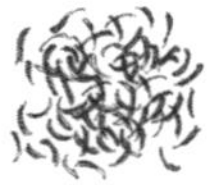
ひじき

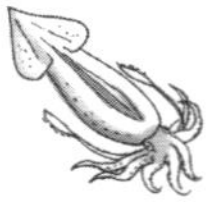
イカ

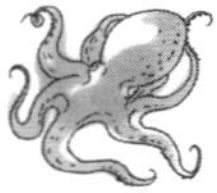
タコ

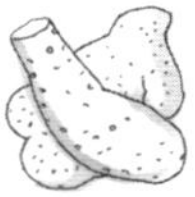
山芋

塩味が効く！

梅干
塩昆布
塩豆

その2	運　動	足腰を鍛え、汗をかく

足腰のおとろえは腎のおとろえ。
運動や散歩で意識的に足腰を鍛え、汗をかきましょう。

その3	要注意シーズン	冬は暖房より厚着を心がけよ

からだの冷えは腎の大敵。
寒い季節は、厚着をして暖をとりましょう。

強い暖房はエネルギーを浪費させ、逆効果です。

腎の漢方処方

六味地黄丸／八味地黄丸／海馬補腎丸　等

処方その1　食べ物　黒くてヌメヌメした食べ物が効く

腎が弱い人は塩辛い味を好みます。適度な塩味は、腎臓の機能を高め、リンパのとどこおりや腸の宿便をやわらかくして排除する作用があります。ただし、塩分のとりすぎは、腎と胃を傷めますので、ほどほどにしてください。

腎の滋養となるのは、黒い食べ物やぬめりのある食べ物。黒ゴマや黒豆、ひじき、ごぼう、山芋、わかめ、昆布、ナマコ、イカ、タコ、牡蛎《かき》などがあります。黒い食べ物は血をおぎない、陰に偏ったからだを温める性質があります。人は年をとると陰の傾向が強くなります。黒い食べ物は老化を防ぎ、長寿の薬になります。

処方その2　運動　足腰を鍛え、汗をかく

腎がおとろえている人は同時に、足腰もおとろえています。足腰のおとろえは、腰痛、膝の痛み、インポテンツ、冷感症、不妊症などにつながります。現代人は足で移動する

機会が減り、足腰の老化が早まっています。意識的に運動をするようにしなければなりません。

また、汗を発散することは、からだにたまったよけいな水分を放出させます。運動や入浴で、1日1回は汗をかくことを習慣づけましょう。運動したあとは、適度に水分をとり、からだをうるおしましょう。

処方その3 要注意シーズン 冬は暖房より厚着を心がけよ

からだが冷える冬は腎が弱まりやすくなります。

腎は全身のエネルギーのみなもとです。冬になると、からだのエネルギーを外に漏らさないよう毛穴が自然と引き締まります。それを補助するためにも、冬は適度な厚着をしましょう。

ただし、汗ばむほど暖房を効かせるのは逆効果。毛穴が開き、汗といっしょにエネルギーが放出されてしまうのです。

暖房は低めに、そのぶん服を着込むのが、からだにいい暖のとり方です。

腎の漢方処方

六《ろく》味《み》地《じ》黄《おう》丸《がん》 肝腎を強める 滋養強壮剤	腎を強めて歯・骨・骨髄・脳髄・髪を養い、耳を助け、体内の水分調整を改善します。精力増強、肝を助ける作用もあり、多くの滋養強壮剤のベースとなっています。本来は、骨の発育が悪く歯の弱い小児のためにつくられた処方です。
八《はち》味《み》地《じ》黄《おう》丸《がん》 加齢からくる おとろえ、冷えに	六味地黄丸に附子《ぶし》（トリカブトの塊根を加工）と桂枝（シナモン）を加えた処方。おもに加齢によって腎がおとろえ、冷えが強まった人に用います。足腰がだるい、腰・膝痛、精力減退、耳鳴難聴、視力低下、骨粗鬆症、排尿トラブルなどに効きます。
海《かい》馬《ま》補《ほ》腎《じん》丸《がん》 参茸《さんじょう》補《ほ》血《けつ》丸《がん》 至《し》宝《ほう》三《さん》鞭《べん》丸《がん》	動物性の生薬である海馬（タツノオトシゴ）、鹿茸《ろくじょう》（鹿の幼角）、海狗腎《かいくじん》（オットセイの陰茎と睾丸）などに朝鮮人参など植物性生薬を合わせたもの。精力を強め、健忘症など大脳のおとろえを予防します。

あとがき

自分の健康は自分で守る時代といわれます。自分のからだを知ることができれば、病気を予防し、病気にかかったとしても早めに気づけば大事に至らずにすみます。

「上工《じょうこう》は未病《みびょう》を治し、中工《ちゅうこう》はすでに病む者を治す」という中国医学の言葉があります。上工とは力のある医師のことであり、中工とは凡庸な医者のことです。名医は病気を未然に防ぎ、藪医者は病気になってからやっと治療にとりかかるという意味です。

我が国では、生活習慣病患者が急速に増えています。こうした病は、お医者さんだけでは治せなくなってきました。生活習慣は自分の責任だからです。

二十世紀以前の医療は、伝染病がおもな対象だったために、強力な化学薬品を使った治療が中心となるのはやむを得ぬことでした。二十一世紀の医療は大きく様変わりしています。自分で自分を守る知恵を身につけた人が、結局は勝利する時代となったのです。

本書によって市民のための医療でもある「中医学」にぜひ入門していただき、健康を手に入れていただきたいと思います。この場を借りて、多くのアドバイスを下さった、草思社の藤田博氏とライターの麻生泰子さんに厚くお礼を申し上げます。

顔をみれば病気がわかる

2004 © Yasunari Ikoshi

著者との申し合わせにより検印廃止

2004年7月2日　第1刷発行
2019年7月17日　第23刷発行

著　者　猪越恭也
装幀者　清水良洋(Malpu Design)
発行者　藤田　博
発行所　株式会社 草思社
〒160-0022　東京都新宿区新宿1-10-1
電　話　営業 03(4580)7676　編集 03(4580)7680
振　替　00170-9-23552
印刷所　錦明印刷株式会社
製本所　株式会社坂田製本
ISBN978-4-7942-1324-2
Printed in Japan

草思社刊

老けない人は歯がちがう

宮田　隆

歯周病でからだがサビつく！　問題は虫歯よりも歯周病。これが心臓疾患や糖尿病を引き起こし老化現象を加速させていた。最新の研究成果を踏まえて口腔衛生の防御法を解説。

本体1300円

40歳からきれいな身体をつくる

山岡有美

筋力をつけて、10歳若く　糖尿病や腰痛、膝痛予防、ダイエットには「よい筋肉」づくりが一番。特別な器械を使わずに、毎日15分で効果抜群の山岡式筋力アップ・トレーニング。

本体1400円

深い呼吸でからだが変わる

龍村　修

龍村式呼吸法のすすめ　禁煙、ダイエット、不眠症。血圧を適正値にする。集中力を高める……。ビジネスの場でも効果あり。ヨガと丹田呼吸法を組み合わせた画期的メソッド。

本体1300円

10歳若く見える姿勢としぐさ

山岡有美

歩き方、立ち方、座り方、何気ないしぐさひとつで年齢は驚くほど違って見える。正しい姿勢を身につける15分エクササイズ&若々しい動作やしぐさをつくる即効テクニック！

本体1300円

＊定価は本体価格に消費税を加えた金額です。